Pediatric and Adult MRI Atlas of Bone Marrow
Normal Appearances, Variants and Diffuse Disease States

小儿与成人骨髓MRI诊断图谱
——正常表现、变异和弥漫性病变

主编 〔美〕Hakan Ilaslan
　　　〔美〕Murali Sundaram

主译 高振华 尹军强
审校 孟悛非

U0263941

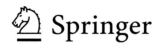

Springer

SPM 南方出版传媒
广东科技出版社 | 全国优秀出版社
·广 州·

图书在版编目（CIP）数据

小儿与成人骨髓 MRI 诊断图谱 /（美）哈坎·伊拉斯蓝（Hakan Ilaslan），（美）穆拉里·森德拉姆（Murali Sundaram）主编；高振华，尹军强译 . —广州：广东科技出版社，2018.1
ISBN 978-7-5359-6815-9

Ⅰ.①儿… Ⅱ.①哈… ②穆… ③高… ④尹… Ⅲ.①骨髓疾病—骨髓检查—核磁共振成象—图谱 Ⅳ.① R551.304-64

中国版本图书馆 CIP 数据核字（2017）第 266607 号

责任编辑：黎青青
封面设计：林少娟
责任校对：陈 静
责任印制：彭海波
出版发行：广东科技出版社
　　　　　（广州市环市东路水荫路 11 号　邮政编码：510075）
http：//www.gdstp.com.cn
E-mail：gdkjyxb@gdstp.com.cn（营销）
E-mail：gdkjzbb@gdstp.com.cn（编务室）
经　　销：广东新华发行集团股份有限公司
排　　版：创溢文化
印　　刷：广州一龙印刷有限公司
　　　　　（广州市增城区荔新九路 43 号 1 栋自编 101 房　邮政编码：511340）
规　　格：889mm×1 194mm　1/16　印张 12.75　字数 250 千
版　　次：2018 年 1 月第 1 版
　　　　　2018 年 1 月第 1 次印刷
定　　价：150.00 元

如发现因印装质量问题影响阅读，请与承印厂联系调换。

Hakan Ilaslan
Cleveland Clinic Lerner College of Medicine
Cleveland Clinic Department of Radiology
Cleveland, OH
USA

Murali Sundaram
Cleveland Clinic Lerner College of Medicine
Cleveland Clinic Department of Radiology
Cleveland, OH
USA

此书作为我小小的礼物，献给我的父母 Elif 和 Mustafa Ilaslan，
感谢他们对孩子教育的重视和一切不懈的努力支持。

Hakan Ilaslan

此书献给 Gautam、Aparna 和 Priya，表达我由衷的谢意。

Murali Sundaram

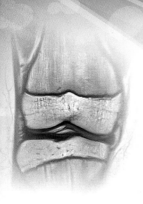

原著者名单
Contributors

Hakan Ilaslan, MD Associate Professor of Radiology, Cleveland Clinic Lerner College of Medicine, Staff Radiologist, Cleveland Clinic Department of Radiology, Cleveland, OH, USA

S. Pinar Karakas-Rothey, MD Department of Diagnostic Imaging, University of California San Francisco Benioff Children's Hospital at Oakland, Oakland, CA, USA

Kambiz Motamedi, MD Professor of Radiology, University of California Los Angeles, Staff Radiologist, Department of Radiology, Ronald Reagan UCLA Medical Center, Los Angeles, CA, USA

Kathleen Ruchalski, MD Assistant Professor of Radiology, University of California Los Angeles, Department of Radiology, Ronald Reagan UCLA Medical Center, Los Angeles, CA, USA

Leanne L. Seeger, MD Professor of Radiology, University of California Los Angeles, Staff Radiologist, Department of Radiology, Ronald Reagan UCLA Medical Center, Los Angeles, CA, USA

Murali Sundaram, MD Professor of Radiology, Cleveland Clinic Lerner College of Medicine, Staff Radiologist, Cleveland Clinic Department of Radiology, Cleveland, OH, USA

译校者名单
Translators

主　译　高振华　尹军强

审　校　孟悛非

译校者　高振华　中山大学附属第一医院
　　　　　　　　惠州市中大惠亚医院
　　　　　尹军强　中山大学附属第一医院
　　　　　孟悛非　中山大学附属第一医院

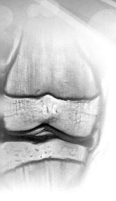

主译简介
Introduction to main translators

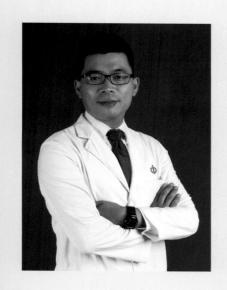

高振华，山东临沂人，医学博士，硕士研究生导师，中山大学附属第一医院放射科副主任医师，惠州市中大惠亚医院（中山大学附属第一医院惠亚医院）医学影像科主任，中山大学附属第一医院骨肿瘤科、影像科与病理科疑难病例三结合诊断学组的主要成员，首批卫生部赴西藏国家医疗队队员。先师从青岛大学附属医院知名放射学专家曹来宾、徐爱德、徐文坚和刘吉华教授进行医学本科和硕士研究学习，后师从中山大学附属第一医院知名放射学专家孟悛非教授攻读医学博士，2006 年毕业并获得中山大学医学博士学位后留校。主要研究方向为肌骨疾病的影像病理三结合诊断，对骨肿瘤术前影像诊断与治疗后疗效评价有较丰富的临床经验。现任全国青年放射学会骨肌学组副组长、全国老年学和老年医学学会骨质疏松分会青年专家委员会常务委员、广东省医师协会骨肿瘤专业医师分会委员、惠州市放射学会委员，担任影像核心期刊《临床放射学杂志》特约编辑，《中国骨肿瘤骨病杂志》通讯编辑，《影像诊断与介入放射学》杂志审稿人。近年来在国内外核心专业期刊上发表论文 50 多篇，其中以第一作者和通讯作者发表国外 SCI 论文 7 篇，主编专著 3 部，参编专著 6 部，参编全国医学影像学规划教材 2 部，负责中山大学教改课题项目 1 项，获省级科学技术进步奖三等奖 1 项。

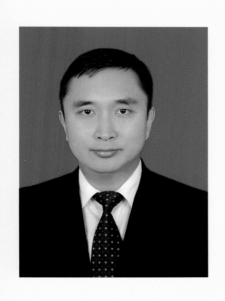

尹军强，山东威海人，医学博士，博士研究生导师，中山大学附属第一医院副主任医师、副教授。2007 年中山大学博士毕业后，一直于中山大学附属第一医院从事骨外科临床医疗、教学、科研工作，基础理论扎实，掌握骨科常见病的诊治，专业与研究方向为骨与软组织肿瘤，擅长骨与软组织肿瘤的微创穿刺活检，恶性骨与软组织肿瘤的化疗，良、恶性骨肿瘤切除重建，骶骨、脊柱等部位肿瘤的穿刺活检及微创治疗。现任中国抗癌协会肉瘤专业委员会委员，广东省医学会骨科分会青年委员会副主任委员，广东省医师协会骨科分会委员，广东省医学会小儿骨科及骨肿瘤学组秘书。近年来主持国家自然科学基金项目 2 项，发表论文 50 余篇，其中 SCI 文章 30 余篇，主编（参编）论著 4 部。

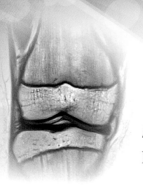

序言
Foreword

　　古老地图经常使用"未知地"的术语来表达尚未被人探索、记录或图注过的地方。绘图者有时会认为这些"未知地"不同于已知世界，而是充满着幻想和想象。直到最近，放射科医生可以借助影像检查方法观察松质骨，但骨髓成分的显示曾属于"未知领域"。因为放射学、超声甚至 CT 都无法显示骨髓的组成及其变化。MRI 开始揭开骨髓这个"黑盒子"，本书虽受到成像条件的限制，读者也将会从书中有所收获。

　　近年来，我们认识到骨髓的三个主要成分（松质骨、脂肪和造血细胞系）比以往了解的信息还要复杂。松质骨现已认为是一个非常复杂的结构功能复合体，通常被称为的"骨小梁"仅是限于其"小梁"的排列方式。骨髓脂肪（和体脂肪）处于人体新陈代谢的中心环节，包括生理性和病理性的代谢状态，脂肪现被发现在胰岛素代谢和心血管疾病中起着重要作用。骨髓内的细胞成分更为复杂，包括不同类型的细胞及其前体。

　　MRI 成像技术尽管很先进，但对于骨髓的显示能力仍然相当有限，大多借助 T1 和 T2 加权图像以及钆对比剂对比增强成像。我们能够很好地借助这些相对简单的 MR 成像，结合解剖学和生理学知识来了解骨髓也是一件令人兴奋的事！在我的经验中，骨髓 MRI 出现不熟悉的异常表现是住院医师和实习医师诊断不确定性和发生错误的常见原因，他们或将受益于本书。

　　骨髓成分的动态变化造成骨髓的评价较为困难。骨髓成分因其所在的解剖部位和个体不同而不同，同一个体不同年龄阶段的正常骨髓以及病变骨髓也处于不断变化过程中。本书以图谱形式展示正常骨髓和异常骨髓的病例，根据作者们丰富的临床经验逐一阐释病例图片。骨髓血管的插图特别漂亮，胎儿 MRI 中的骨髓图片以及四肢骨髓随年龄变化的图片也都很精致。

　　对于不太熟悉骨髓影像学的读者，可采用传统阅读方式，即先读文字后看图像。对于骨髓影像学富有经验的读者，可先看图像形成印象，然后再看文字寻求答案和解释。若读者愿与本书互动学习，必有很大裨益。本书可一定程度上填补骨髓影像学领域的空白，必将赢得放射学界同仁的好评。

Daniel I Rosenthal, MD

Professor of Radiology

Harvard University

Cambridge , MA , USA

Vice Chair of Radiology

Massachusetts General Hospital

Boston , MA , USA

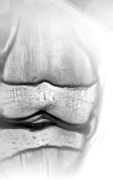

目录
Contents

1

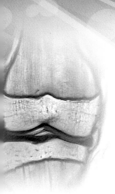

第一章 ❯

正常骨髓：从胎儿到成人

第一节 造血

造血即血细胞的形成，开始于胎儿前6周的卵黄囊。第6~12周网状内皮系统、肝和脾是造血的主要场所[1]。自第16周起，骨髓造血开始伴随着骨髓腔的发育[1-2]，逐渐成为造血的主要部位。随着年龄增长，造血性骨髓的部位和容量逐渐减少。

第二节 骨和骨髓的发育

骨骼系统由原始间充质发育而来，而间充质细胞是膜状骨或软骨的前体细胞。颅盖骨和面骨发生于膜内化骨，而颅底骨、长骨、锁骨和脊柱发生于软骨化骨[3]。

长骨的生长包括纵向生长和横向生长。纵向生长是由初级骨化中心和骨两端的次级骨化中心共同完成[3]。横向生长是由周围骨膜和软骨膜通过膜内成骨完成。围绕次级骨化中心的软骨性骨骺则为球形增长[3]。在婴儿时期，造血性骨髓（红骨髓）由几乎相同数量的血细胞前体和脂肪细胞组成，有丰富的血管网为其提供营养。黄骨髓主要由脂肪细胞组成，血液供应稀少。红骨髓内脂肪细胞可能含有稍多的不饱和脂肪酸，但在红骨髓和黄骨髓的脂肪细胞之间无明显差异[4]。在骨髓的正常生理转换过程中，磁共振成像（MRI）借助其较高的组织敏感性可显示少量散在的脂肪成分，已有研究表明MRI评价骨髓转换要早于组织学观察[3,5]。

译者注

对于锁骨来说，膜内化骨和软骨化骨是两种方式并存的。

第三节　解剖与生理

骨髓是人体最大、最重要的器官之一，在成年男性重约 3000 克，成年女性重约 2600 克[4]。骨髓内的骨成分由松质骨构成。松质骨由初级和次级骨小梁构成，为骨髓提供结构支撑和矿物质来源。此外，松质骨也是成骨细胞、破骨细胞和骨细胞活动的场所。骨髓血管系统比较复杂，主要由滋养动脉穿入骨髓腔中心进行血液供应（图 1.1a）。滋养动脉的升支和降支平行于长骨的长轴（图 1.1b，图 1.1c）。从滋养动脉发出进入骨内膜表面的分支与骨膜血管相连接（图 1.1d），穿入皮质骨内膜表面的血管扩大形成血窦（图 1.1d），这些血窦在骨髓脂肪细胞之间形成广泛的吻合网，再引流至骨髓腔中心的静脉窦，然后通过滋养孔穿出骨髓腔。MRI 增强扫描后，红骨髓的强化程度稍高于脂肪髓，这是由于红骨髓血液供应丰富（图 1.2）。骨髓神经包括丰富的交感神经与传入神经纤维，其走行分布类似于动脉[6]。交感神经纤维有助于调节骨髓细胞的释放[7]。骨髓细胞包括所有阶段的红细胞、白细胞、血小板、网状内皮系统细胞和脂肪细胞。骨髓造血活动减弱时，脂肪细胞体积和数量增加；骨髓造血活动增加时，脂肪细胞萎缩、减少。人类骨髓中虽从未证实存在真正的淋巴管，但淋巴小结确实存在[8]。红骨髓造血功能活跃，产生红细胞、白细胞和血小板前体。黄骨髓由脂肪细胞组成，造血功能不活跃。红骨髓和黄骨髓中的不同化学成分引起 MRI 不同的信号特征，认识这些差异有助于理解骨髓生理和病理的 MRI 表现。在婴幼儿期，红骨髓约含 40% 的水、40% 的脂肪和 20% 的蛋白质[9]。随着年龄增长，造血性骨髓中的脂肪成分增多，70 岁时红骨髓约含 60% 的脂肪、30% 的水和 10% 的蛋白质[9]。红骨髓成分的差异体现于不同年龄阶段的 MRI 表现（图 1.3）。黄骨髓在不同年龄阶段都保持较稳定的成分，约含 80% 的脂肪、15% 的水和 5% 的蛋白质[4]。

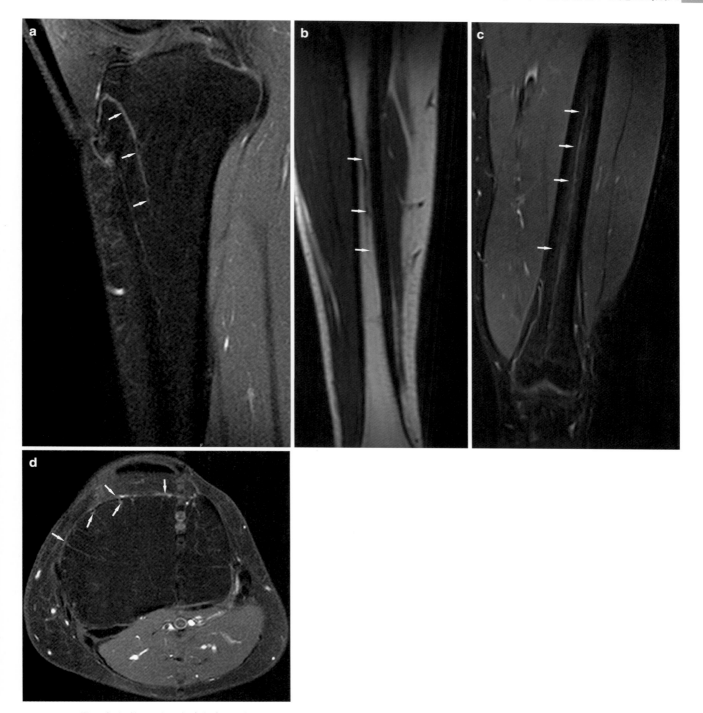

图 1.1　胫骨近段矢状面质子密度加权图像（a）显示滋养动脉穿入骨髓腔（箭头）。胫骨冠状面 T1 加权图像（b）和股骨冠状面 T2 加权图像（c）显示滋养动脉平行于长骨的长轴（箭头）。胫骨近端横轴面质子密度加权成像（d）显示滋养动脉的分支穿入皮质骨内膜面并与骨膜血管相通（箭头）

译者注

　　图 1.1a、图 1.1c 和图 1.1d 均应为脂肪抑制图像。

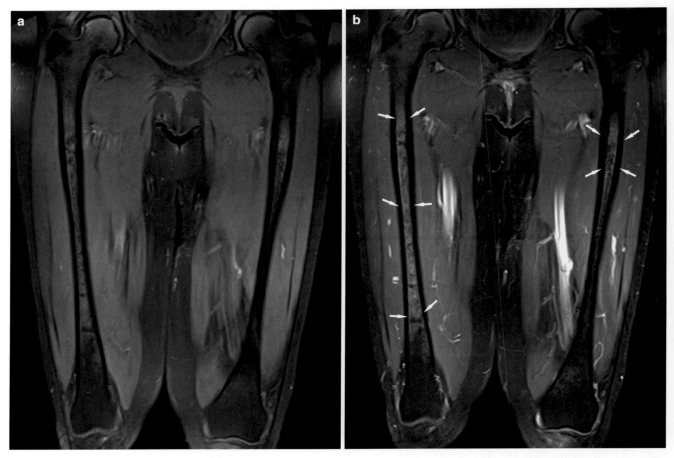

图 1.2　双侧大腿冠状面平扫 T1 加权脂肪抑制图像显示双侧股骨干红骨髓（a）。静脉注射对比剂后骨髓轻度强化（b），对应于平扫图像的红骨髓区（箭头）

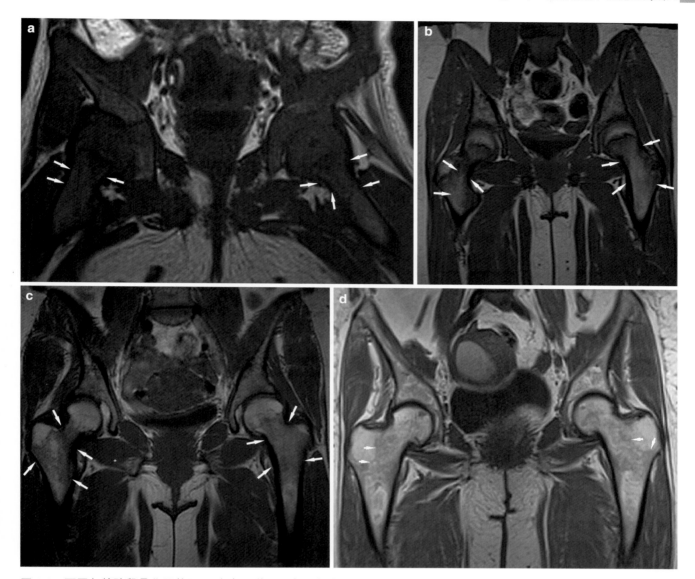

图 1.3　不同年龄阶段骨盆冠状面 T1 加权图像。6 个月女孩（a），8 岁女孩（b），45 岁女性（c）和 88 岁女性（d）含有不同数量的红骨髓（箭头）。注意观察红骨髓信号强度随着年龄增长的变化，反映红骨髓中脂肪成分的增加

第四节　四肢骨正常 MRI 表现

在妊娠中期，胎儿长骨的髓腔小而骨皮质厚，整体表现为较低的 T1 和 T2 加权图像信号强度，这是由于骨化成分多，骨髓少而难以显示[2]（图 1.4）。随后，骨髓腔逐步扩大并开始出现新生儿骨髓造血的模式（图 1.5，图 1.6，图 1.7 和图 1.8），软骨性突起和骨骺则无此种变化特点（图 1.8b）。在新生儿期，与正常骨骼肌信号强度相比，正常骨髓 T1 加权图像呈等信号或低信号，T2 加权图像呈高信号，反映出红骨髓含有较高比例的水和含铁血黄素[9-11]（图 1.8a）。新生儿期后，骨髓 T1 加权图像的信号强度若低于正常骨骼肌，则应警惕骨髓异常（图 1.9）。男孩和女孩之间骨骺的骨髓转换无统计学差异[5, 11, 12]。

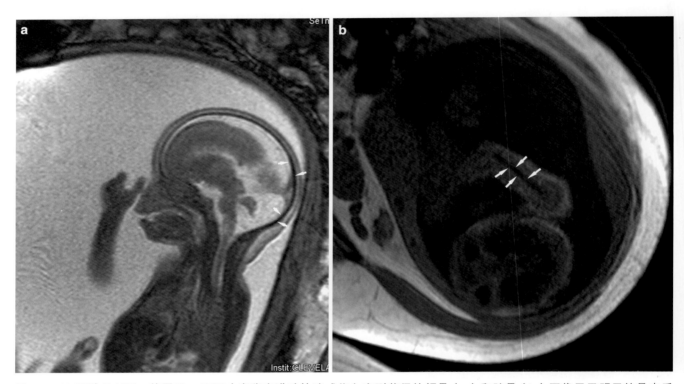

图 1.4　20 周胎儿 MRI。使用 TrueFISP（真稳态进动快速成像）序列获得的颅骨（a）和肱骨（b）图像显示明显的骨皮质（箭头）而无肉眼可见的骨髓信号

译者注

真稳态进动快速成像序列在西门子公司称为 TrueFISP，GE 公司称为 FIESTA，飞利浦公司称为 T2-FFE。

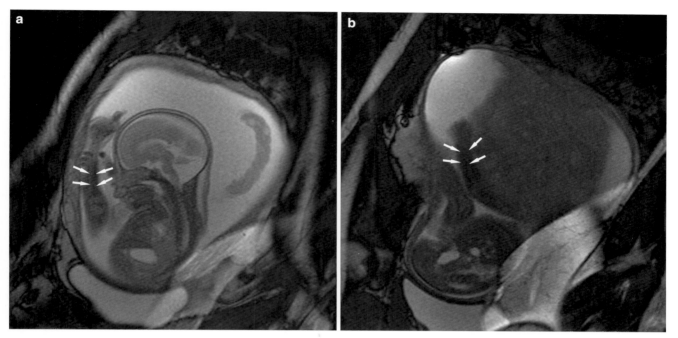

图 1.5　25 周胎儿 MRI。使用 TrueFISP 序列获得的股骨（a）和前臂（b）图像显示少量的骨髓信号（箭头）

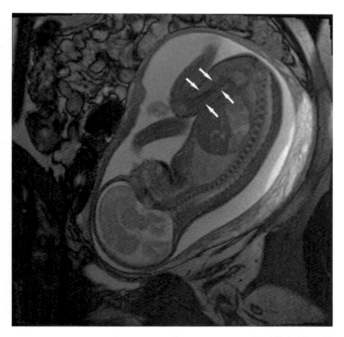

图 1.6　28 周 2 天胎儿 MRI。使用 TrueFISP 序列获得的股骨图像显示明显的骨髓信号（箭头）

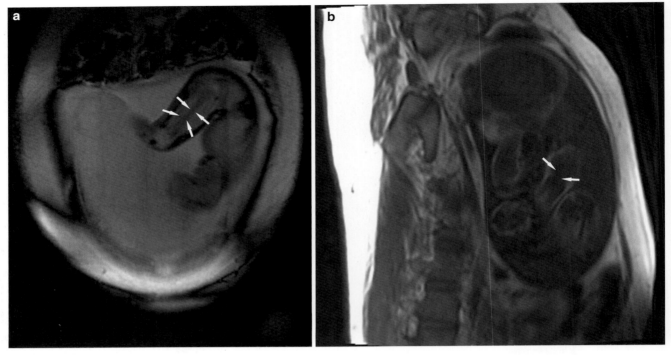

图 1.7　33 周 2 天胎儿 MRI。使用 TrueFISP 序列获得的图像（a）和 T1 加权图像（b）显示肱骨的骨髓信号（箭头）

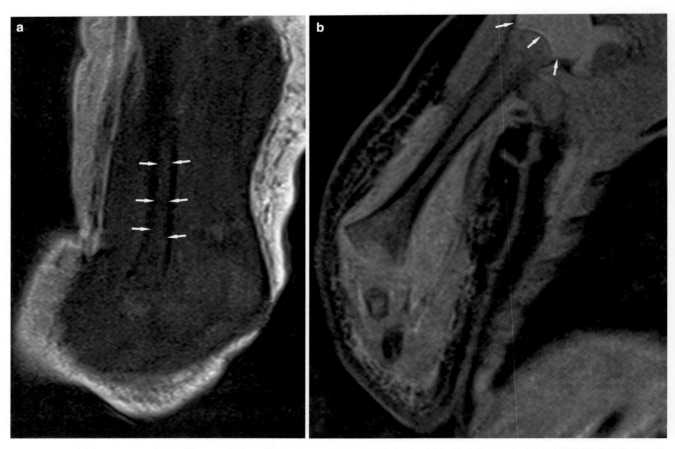

图 1.8　2 天新生儿 MRI。肱骨冠状面 T1 加权图像（a）显示肱骨干骨髓内明显的红骨髓信号，与邻近的骨骼肌信号相似（箭头）；冠状面 T2 加权图像（b）显示红骨髓稍高信号，肱骨近侧软骨性骨骺信号更高

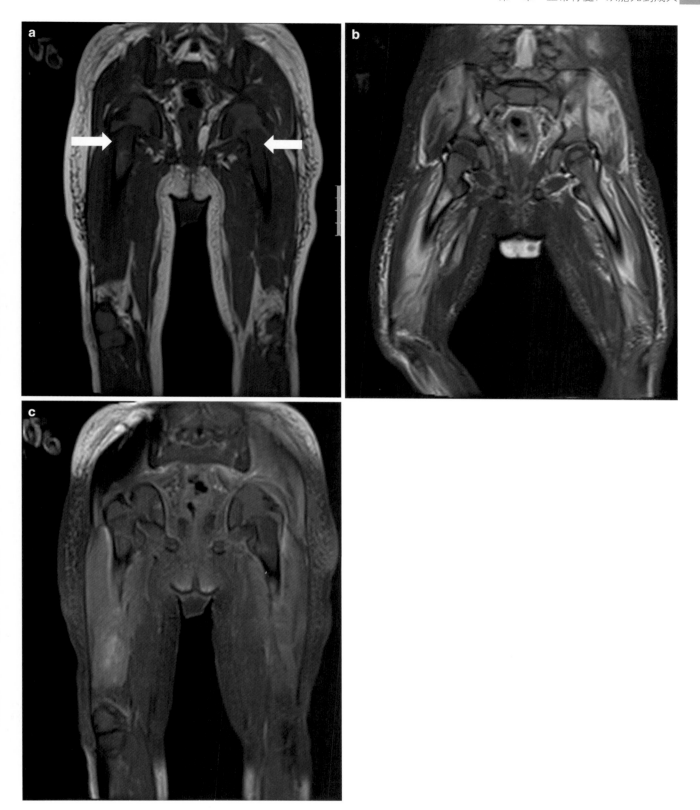

图 1.9　2 岁男孩，行走困难。骨盆和双侧大腿 MRI 显示骨盆和双侧股骨对称性骨髓信号异常。T1 加权图像（a）显示骨髓信号低于邻近骨骼肌，提示骨髓弥漫性浸润（箭头）。脂肪抑制 T2 加权图像（b）显示骨髓异常高信号和肌肉水肿。增强后脂肪抑制 T1 加权图像（c）显示骨髓弥漫性轻度强化，邻近肌肉片状强化。活检证实为急性淋巴细胞性白血病

在生命的最初几个月，软骨性骨骺在 T1 和 T2 加权图像的信号强度已高于干骺端信号强度（图 1.8）。骺软骨通过软骨内化骨成骨，逐渐含有致密的骨小梁和造血性骨髓，其信号强度低于周围的骺软骨[12-15]。稍后不久，通常在 6 个月内骨骺转化为黄骨髓[10,12]（图 1.10）。骨髓转换后，骨突和骨骺因含有大量脂肪而在所有的成像序列表现为皮下脂肪的信号特点[10]（图 1.11）。成人骨髓出现弥漫性红骨髓信号并非正常表现，通常为慢性贫血如遗传性血红蛋白病的典型表现。偶尔，在成人的骨突和骨骺可见少量呈局灶状或岛状的红骨髓，以股骨近段和肱骨近段常见[19]（图 1.12 和图 1.13）。

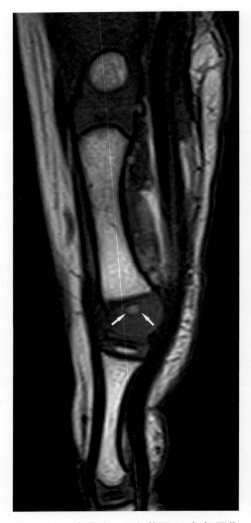

图 1.10　3 岁男孩。足矢状面 T1 加权图像显示跖骨近侧和远侧软骨性骨骺内的局灶性脂肪髓（箭头）

译者注

本页正文中参考文献 [19] 应为 [16]。

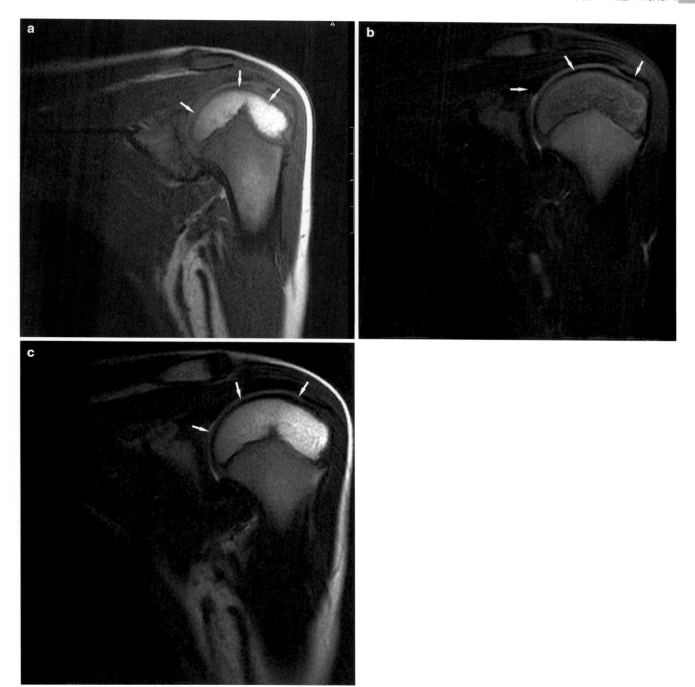

图 1.11　8 岁男孩。左肩冠状面 T1 加权图像（a）、脂肪抑制 T2 加权图像（b）和非脂肪抑制 T2 加权图像（c）显示肱骨头骨骺内均匀的脂肪信号（箭头）。肱骨干骺端和扫描范围内的肩胛骨可见红骨髓

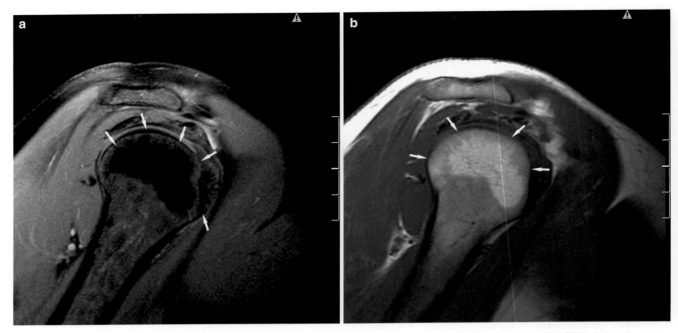

图 1.12　28 岁男性。肩矢状面 T1 加权图像（a）和脂肪抑制 T2 加权图像（b）显示骨骺内少量的红骨髓信号（箭头）

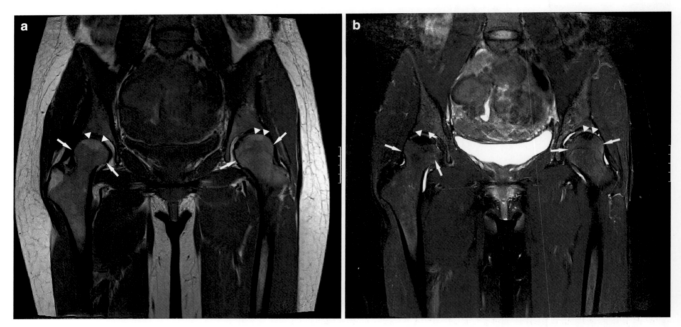

图 1.13　37 岁女性。骨盆冠状面 T1 加权图像（a）和脂肪抑制 T2 加权图像（b）显示双侧股骨近侧骨骺呈现红骨髓信号（箭头）和少量残留的脂肪信号（三角形）

译者注

图 1.12a 应为脂肪抑制 T2 加权图像，图 1.12b 应为 T1 加权图像。

图 1.13 病例可能为慢性贫血患者，双侧股骨头大部分、股骨颈、股骨粗隆、股骨干上段和骨盆骨髓呈现弥漫性红骨髓信号，类似于骨骼肌信号。

骨的干骺端骨髓在出生后不久便开始从造血性骨髓向脂肪髓转换。骨髓转换开始于手和足的末端指（趾）骨，自外周向中心进行。1岁时，手、足骨的骨髓完全由脂肪髓组成[15-16]（图1.14和图1.15）。每块长骨的骨髓转换从中央到外周，从骨干到远侧干骺端然后再到近侧干骺端。骨髓转换的快慢受到骨的类型、部位、年龄、性别以及个人健康状态的影响。四肢骨最后的骨髓转换部位是肱骨和股骨的近侧干骺端。数量不一的红骨髓岛通常出现于成人肱骨和股骨的近侧干骺端，不要误为病变。

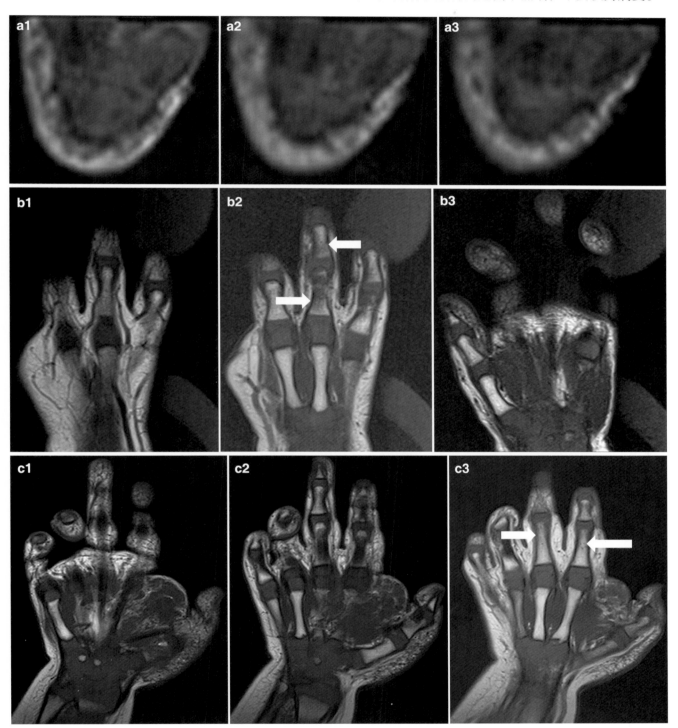

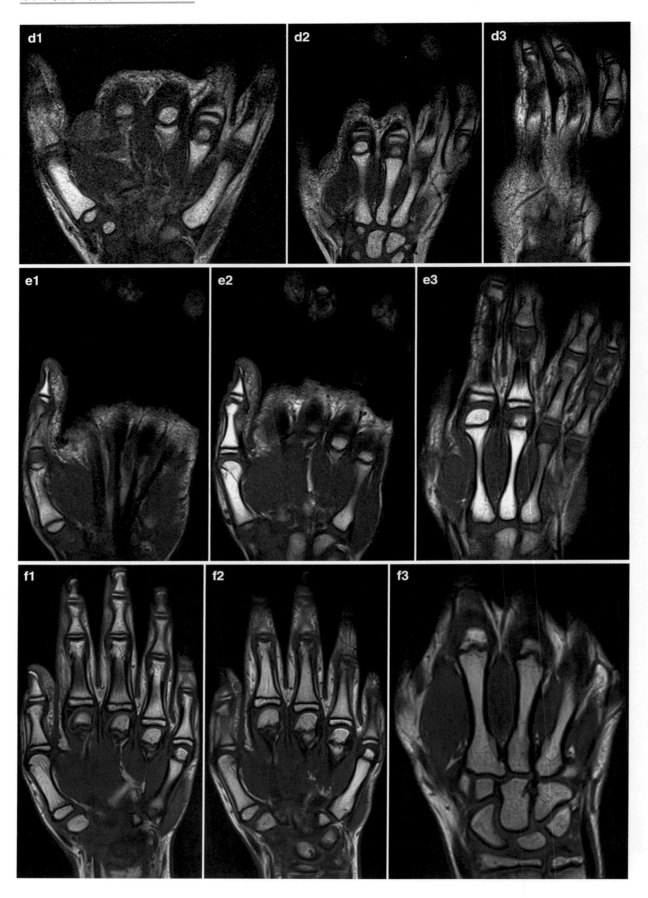

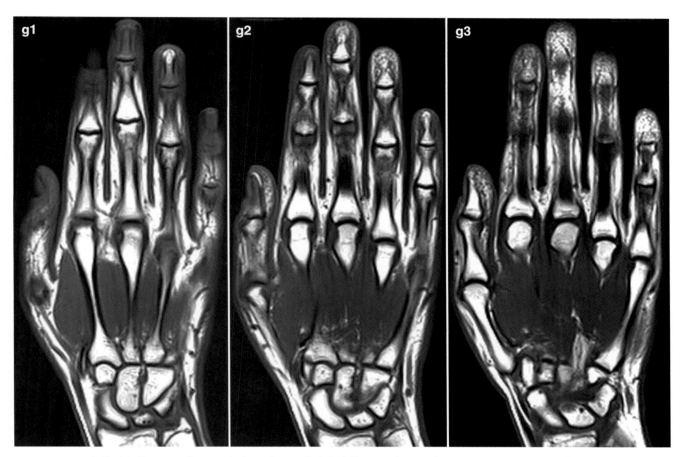

图 1.14　不同年龄阶段的双手冠状面 T1 加权图像显示骨髓的转换。2 天新生儿掌骨和指骨内明显红骨髓信号，低于骨骼肌信号（a）。10 个月男孩（b）和 13 个月女孩（c）掌骨和指骨内少量残留红骨髓信号（箭头）。5 岁男孩（d）、7 岁男孩（e）、13 岁男孩（f）和 18 岁男性（g）腕骨、掌骨和指骨内完全脂肪髓信号。软骨性骨骺和软骨生长板也可见变化

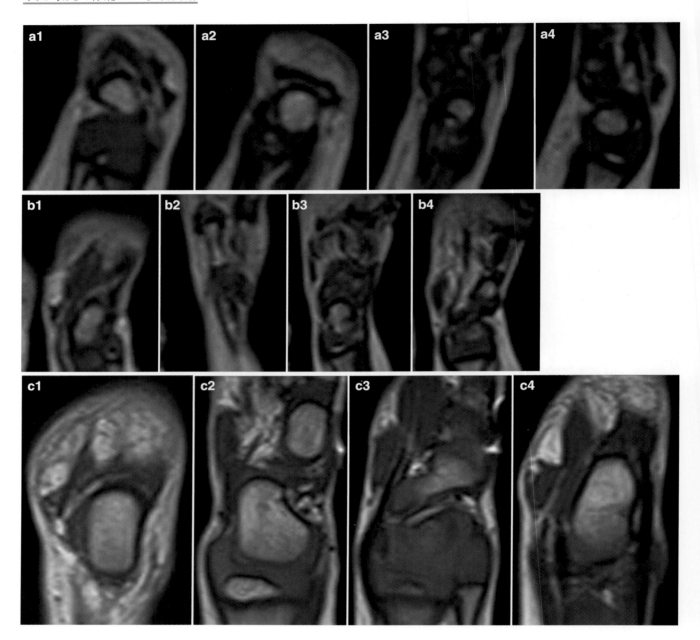

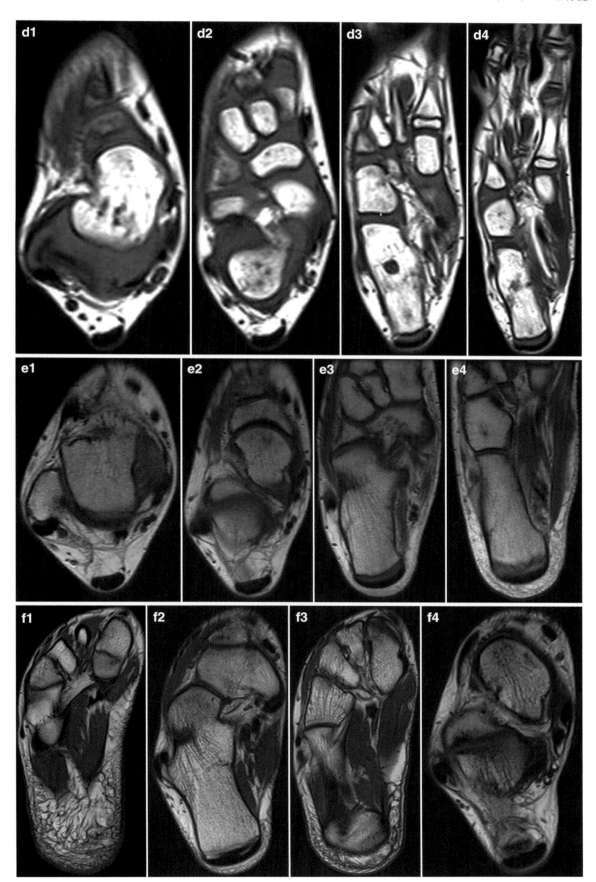

图 1.15　不同年龄阶段后足冠状面 T1 加权图像显示骨髓的变化。11 个月女孩（a）、17 个月女孩（b）、21 个月男孩（c）、5 岁女孩（d）、9 岁女孩（e）和 12 岁女孩（f）所有跗骨和跖骨的骨髓呈现脂肪髓信号

我们若不清楚骨髓正常解剖结构以及红骨髓的变化特点，会将正常红骨髓误诊为骨髓病变。对于非成熟的骨骼，干骺端内灶状分布的红骨髓呈火焰状外观，其基底部毗邻骺板（图1.16），具有典型的垂直边缘，T1加权图像信号强度类似于肌肉，脂肪抑制T2加权图像呈稍高信号[3]（图1.16）。骺板在横轴图像表现为不规则形区域，T1加权图像呈低信号，T2加权图像呈高信号（图1.17）。骨骺闭合是骨骼成熟的正常生理变化，骨骺和干骺端之间首先形成矿化桥梁，直至软骨性骺板被骨髓完全取代[17]。骨骺闭合从骺软骨板的单处融合到多处融合直至扩展到整个骺板。骨骺闭合可从外周区或中央部开始[17]。每个骨骺闭合可能会有各自不同的融合模式[18]。骨骺闭合最常见的模式是自中央开始逐渐向外周扩展，外周区可以残存少许软骨[18]，正如以往对膝关节MRI的认识一样[19-20]（图1.18）。在骨骼发育过程中骺板的骨骺侧新软骨组织增多，随后矿化成骨而形成骨骺和干骺端之间的第一处骨性融合[17]。这些新生软骨—矿化区在作为周围骨牵拉点，局部力学特点发生改变[21]，使得这些区域的柔韧性降低，在青少年剧烈活动后可引起该区域微小创伤，可能会引起血管损伤和出血，从而在对液体显示敏感的MRI序列上出现信号增高，被称之为"局灶性骨骺周围水肿区"[21]（图1.19和图1.20）。

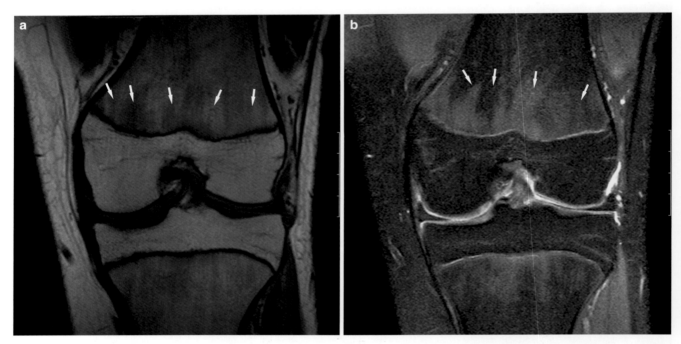

图1.16 16岁男孩。左膝冠状面T1加权图像（a）和T2加权图像（b）显示股骨远侧干骺端内散在分布的火焰状红骨髓，毗邻骺板（箭头）

译者注

图1.16b应为脂肪抑制T2加权图像。

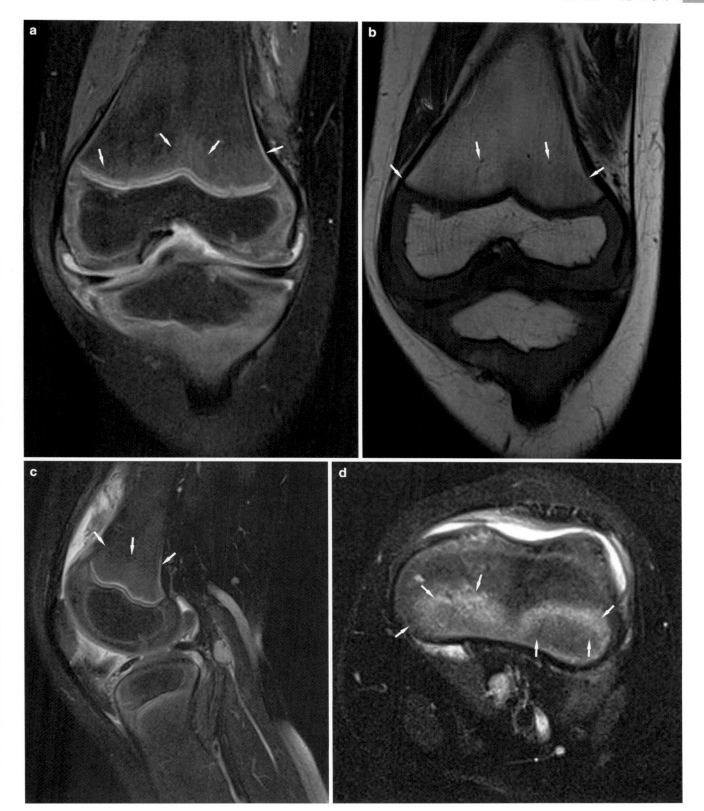

图 1.17 7 岁男孩。冠状面 T2 加权图像（a）、冠状面 T1 加权图像（b）和矢状面 T2 加权图像（c）显示股骨远侧干骺端的红骨髓（箭头）。横轴面 T2 加权图像（d）显示髌板表现为不规则形高信号影

译者注

图 1.17a、图 1.17c、图 1.17d 均应为脂肪抑制 T2 加权图像。

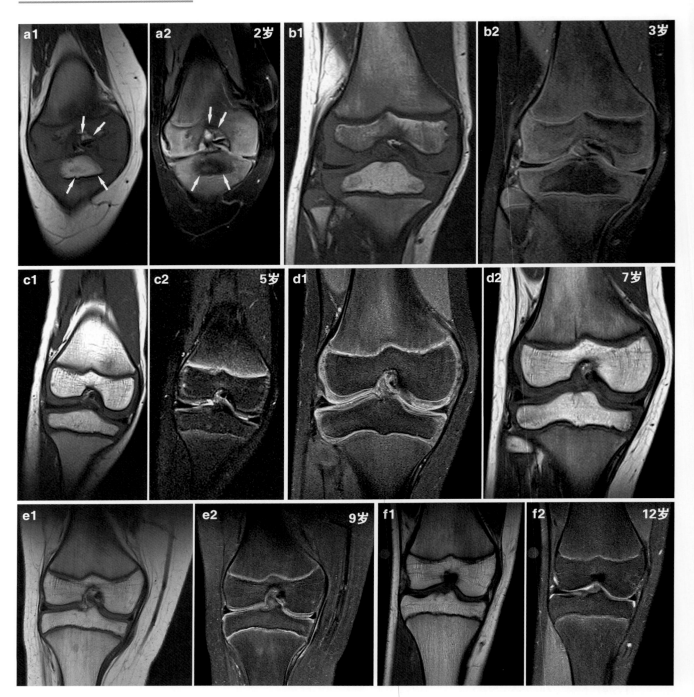

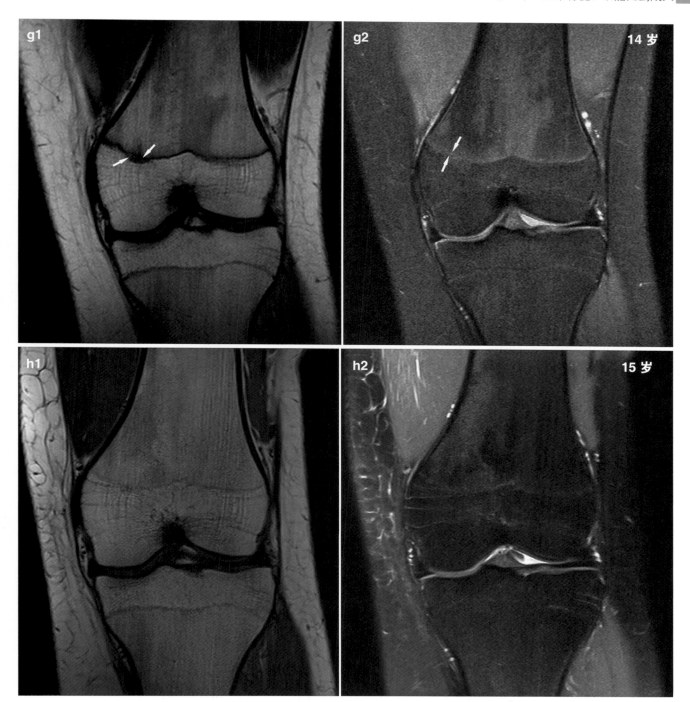

图 1.18　不同年龄阶段膝冠状面 T1 和 T2 加权图像。2 岁男孩的股骨远侧骨骺和胫骨近侧骨骺很大，中央区有灶状脂肪髓信号（a1，a2）（箭头）。图 b1，图 b2-h1，图 h2 显示不同年龄骨骺中脂肪髓的渐进变化。14 岁女孩的股骨远侧骺板可见桥接的融合区（g1，g2）（箭头），1 年后随访，骺板完全闭合（h1，h2）

译者注

图 1.18 中所有的 T2 加权图像均应为脂肪抑制 T2 加权图像。

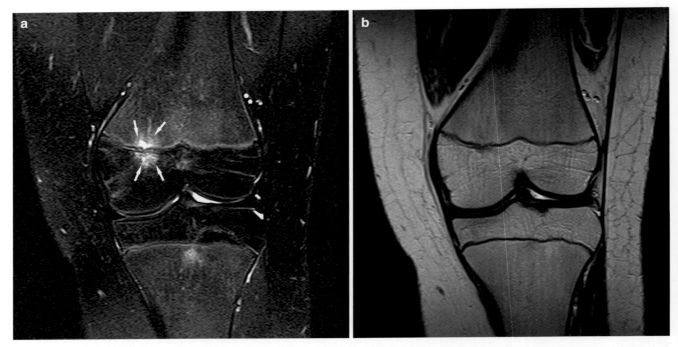

图 1.19　11 岁男孩。冠状面 T2 加权图像（a）显示胫骨近侧中央和股骨远侧内侧骨骺周围的水肿样信号（箭头），在冠状面 T1 加权图像上对应部位未见异常信号（b）

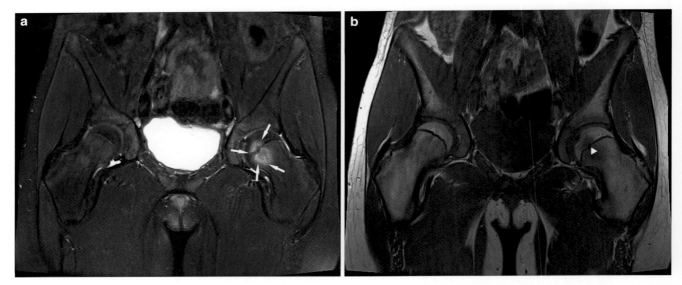

图 1.20　12 岁女孩。骨盆冠状面脂肪抑制 T2 加权图像（a）显示左股骨近侧骺板周围明显的水肿样信号（箭头），T1 加权图像（b）相应部位的骺板局限性轻度增厚（三角形）

译者注

　　图 1.19a 应为脂肪抑制 T2 加权图像。

股骨远侧、肱骨滑车和股骨近侧的骨骺呈碎片状，所有骨骺碎片均显示正常的脂肪髓信号（图1.21）。后足和中足骨的斑点状表现可能是在足动力学改变或固定时出现的血管周围红骨髓岛，酷似病变[3,22]（图1.22），可见于患侧足、对侧足或双侧足。

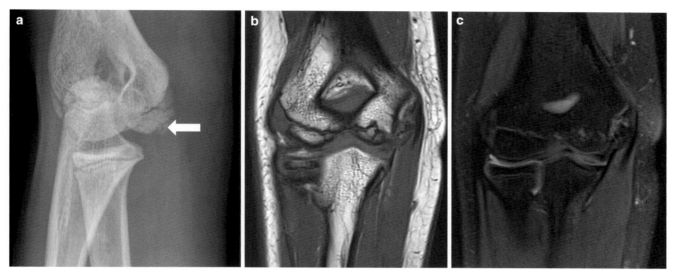

图 1.21　13 岁男孩。右肘关节斜位 X 线片（a）显示碎裂的滑车骨骺（箭头）。冠状面 T1 加权图像（b）和 T2 加权图像（c）显示碎裂的滑车骨骺内表现正常脂肪髓信号，符合正常变异

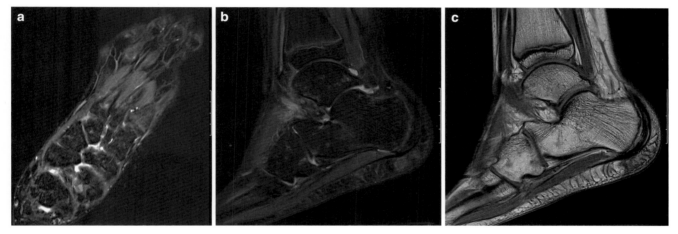

图 1.22　16 岁女孩，踝扭伤后外固定术后 10 天。右足矢状面脂肪抑制 T2 加权图像（a）和横轴面脂肪抑制 T2 加权图像（b）显示足骨多发微小灶状骨髓水肿样信号，在 T1 加权图像（c）表现轻微异常，这些骨髓异常表现与外固定后废用相关

译者注

图 1.21c 应为脂肪抑制 T2 加权图像。

图 1.22a 应为横轴面图像，图 1.22b 应为矢状面图像。

正常成人骨髓主要由脂肪细胞组成，在 T1 和 T2 加权图像的信号强度类似于皮下脂肪。骨髓的 MRI 表现很大程度上取决于造血细胞和脂肪细胞数量的比例。红骨髓在 T1 加权图像呈稍低信号，T2 加权图像呈低或等信号，脂肪抑制 T2 加权图像呈稍高信号。红骨髓典型 MRI 信号特征是在 T1 加权图像信号强度稍高于邻近骨骼肌信号[23]。在脂肪抑制 T2 加权图像，骨髓信号强度因缺乏内部参考标准而无法进行比较，因此，采用脂肪抑制 T2 加权图像来评价骨髓情况不可靠也不可取。骨小梁或矿物质为红黄骨髓成分提供支撑结构。皮质骨和骨小梁因缺少自由活动的质子而在 MRI 上呈现极

低信号或无信号，"信号缺失区"被邻近组织的信号所勾勒突显。干骺端和骨骺中富含骨小梁，这可以被 MRI 所显示（图 1.23）。干骺端和骨干交界区出现独特的骨髓信号表现并不少见，尤其在股骨近段的股骨粗隆下区出现凸向上的"假性病变"（图 1.24），这可能与骨小梁分布模式的突然变化有关，不要误为病变（图 1.25）。这种独特的 MRI 表现通常双侧对称出现（图 1.26），有时仅见于单侧（图 1.27 和图 1.28）。骨髓类似表现的"假性病变"也见于肱骨近段的大小结节下方（图 1.29）。有些肱骨近段骨髓异常是由于大小结节肩袖附着处囊肿所引起（图 1.30）。

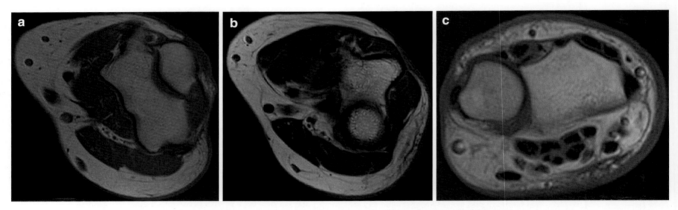

图 1.23　48 岁女性。肘部（a，b）和前臂远段（c）横轴面 T1 加权图像显示骨小梁网和脂肪髓

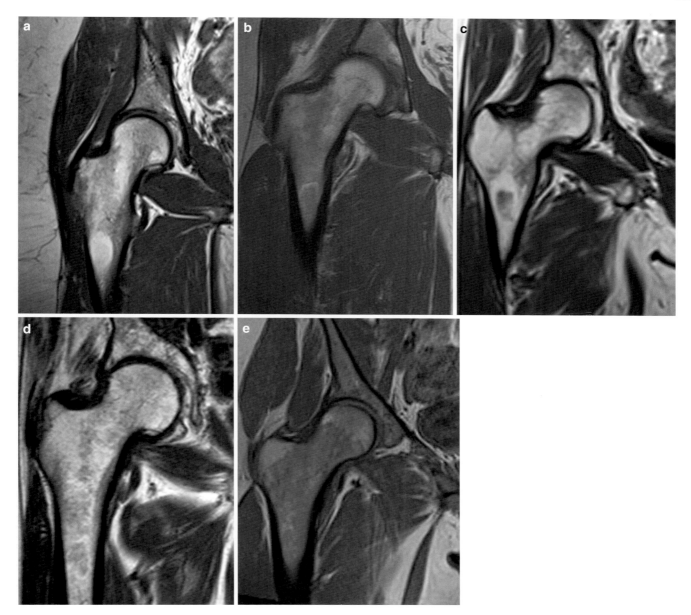

图 1.24　5 个不同成人右髋冠状面 T1 加权图像显示股骨近段不同的红骨髓分布形式，股骨粗隆下区少量红骨髓酷似病变。股骨粗隆下区脂肪髓被股骨转子间区的红骨髓勾勒凸显（a）。股骨粗隆下区红骨髓被线条状（b）或明显的（c）脂肪信号边缘所勾勒。股骨粗隆间区红骨髓可以斑片状（d）或弥漫性（e）散在分布

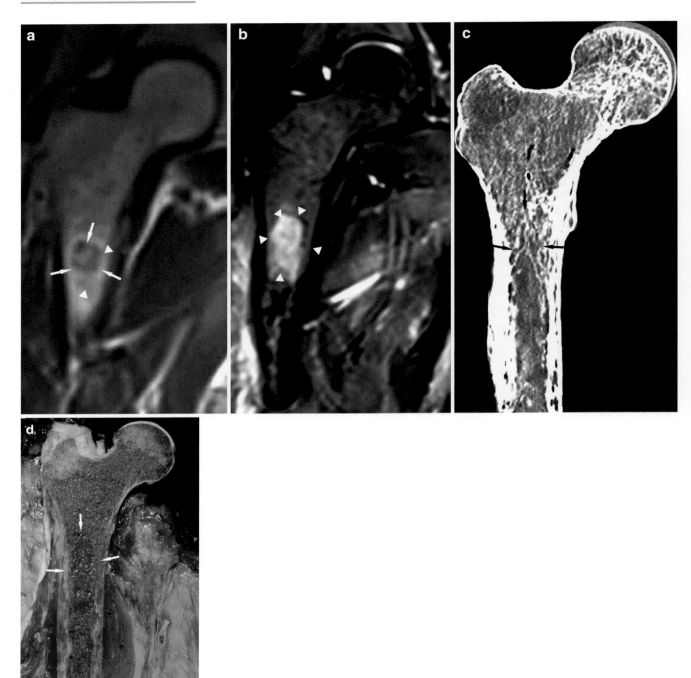

图 1.25　57 岁女性。右髋冠状面 T1 加权图像（a）和 STIR 序列图像（b）显示股骨粗隆下区红骨髓的假性病变（三角形）。标本冠状面重组 CT（c）和大体病理（d）显示股骨近端独特的圆顶状小梁结构（箭头）

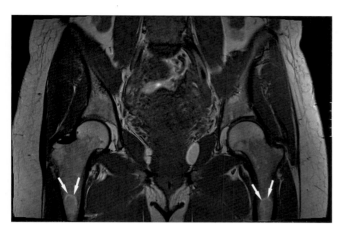

图 1.26　37 岁女性。骨盆冠状面 T1 加权图像显示双侧股骨粗隆下区的红骨髓以及凸向上的界面（箭头）

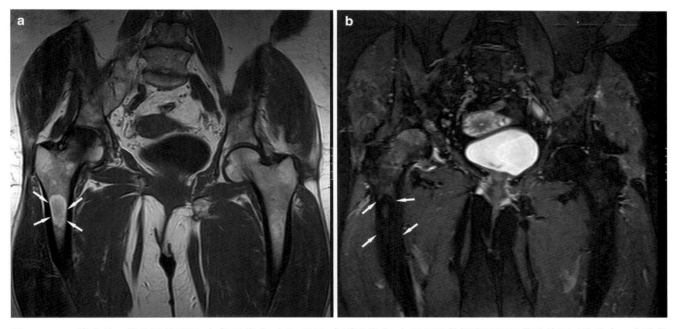

图 1.27　63 岁女性。骨盆冠状面 T1 加权图像（a）和 STIR 序列图像（b）显示股骨粗隆下区红骨髓的不对称分布。右髋骨性关节炎继发的生理性反应和力学变化很可能引起脂肪髓的增加（箭头）

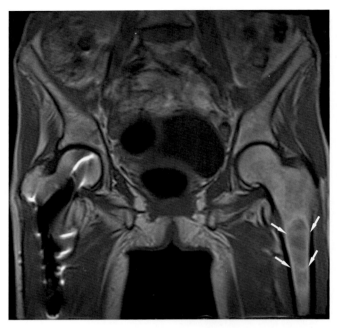

图 1.28 67 岁女性。骨盆冠状面 T1 加权图像显示左股骨粗隆下区明显的红骨髓（箭头）。右股骨骨髓因钢板—螺钉内固定伪影而显示不清

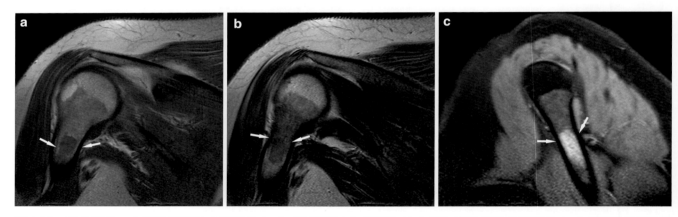

图 1.29 37 岁男性。右肩冠状面 T1 加权图像（a）、冠状面 T2 加权图像（b）和矢状面 STIR 序列图像（c）显示肱骨近段明显的红骨髓信号（箭头），酷似病变

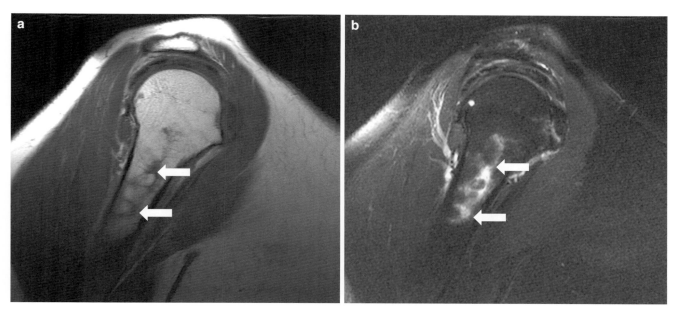

图 1.30　38 岁男性。右肩矢状面 T1 加权图像（a）和 T2 加权图像（b）显示肱骨近段骨髓异常信号（箭头）似乎延伸至大结节，与肩袖附着处的腱鞘囊肿相关

译者注

图 1.30b 应为脂肪抑制 T2 加权图像。

正常情况下，在脂肪髓背景中可散在分布数量不等的红骨髓。除手骨和足骨以外，其他四肢骨很少见弥漫分布的单纯脂肪髓，红骨髓数量和分布方式的变异有时会被误为肿瘤性骨髓浸润，从而引起不必要的进一步检查。在日常的上下肢关节成像检查中，四肢骨的干骺端、骨干或干骺端和骨干内常可见红骨髓。红骨髓的分布表现为弥漫性（图1.31）、大片状（图1.32）、平行于骨皮质的条状（图1.33）、数毫米的小结节状（图1.34）以及上述两种或两种以上分布形式的组合（图1.35）。

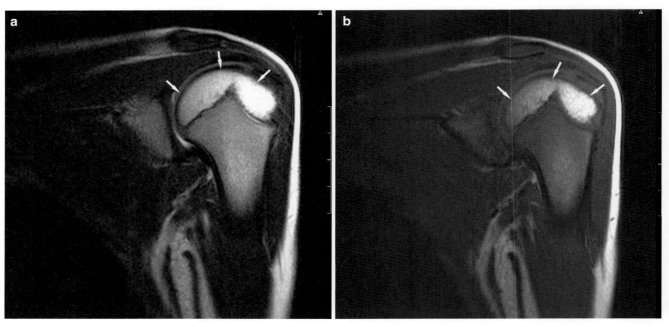

图 1.31　8 岁男孩。冠状面 T1 加权图像（a）和 T2 加权图像（b）显示肱骨近侧干骺端和肩胛骨弥漫性红骨髓分布。肱骨近侧骨骺和结节呈现脂肪髓信号（箭头）

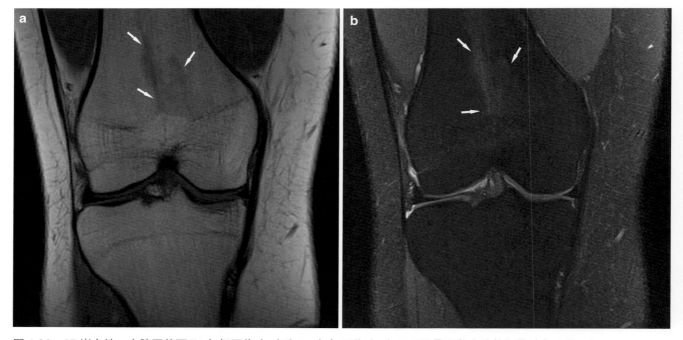

图 1.32　27 岁女性。右膝冠状面 T1 加权图像（a）和 T2 加权图像（b）显示股骨远段大片状红骨髓岛（箭头）

译者注

图 1.32b 应为脂肪抑制 T2 加权图像。

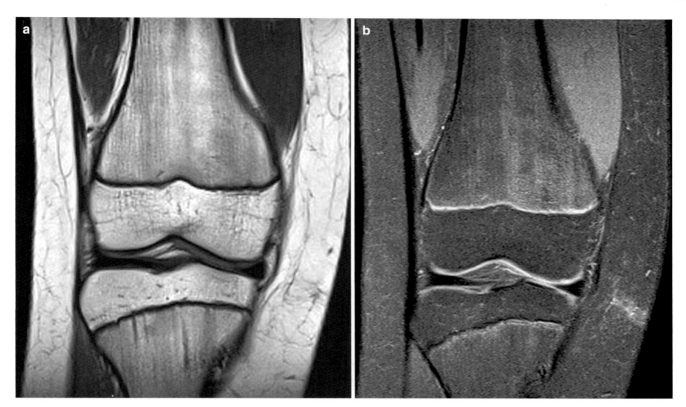

图 1.33 19 岁男性。冠状面 T1 加权图像（a）和 T2 加权图像（b）显示股骨远段和胫骨近段平行于骨皮质的条状红骨髓岛

译者注

图 1.33b 应为脂肪抑制 T2 加权图像。

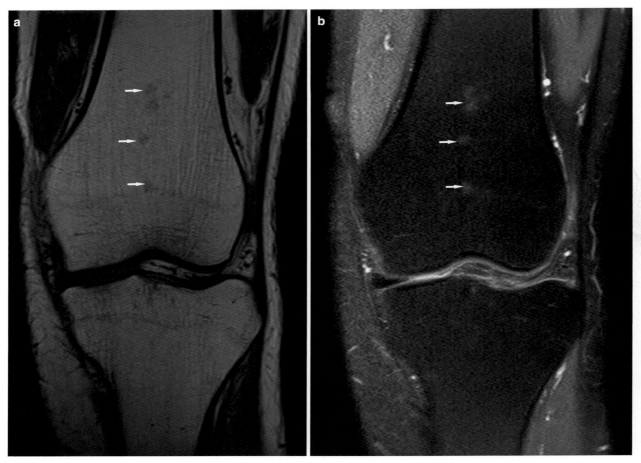

图 1.34　37 岁女性。左膝冠状面 T1 加权图像（a）和 T2 加权图像（b）显示股骨远段少量类圆形小红骨髓岛（箭头）

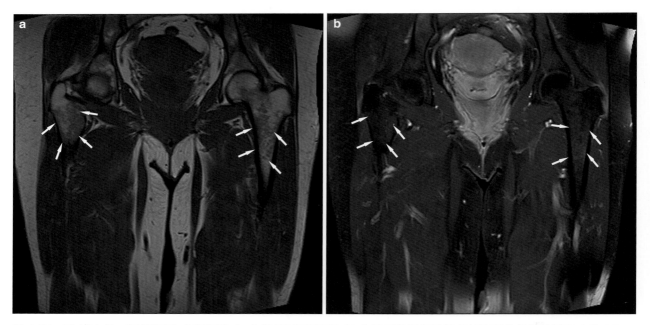

图 1.35　33 岁女性。冠状面 T1 加权图像（a）和 T2 加权图像（b）显示股骨近段结节状和斑片状红骨髓岛（箭头）

译者注

图 1.34b 应为脂肪抑制 T2 加权图像。

图 1.35b 应为脂肪抑制 T2 加权图像。

红骨髓局灶性结节增生是红骨髓增生的一种罕见分布方式，其特征是脂肪髓内单个或多个较大的红骨髓结节，直径可达数厘米，酷似肿瘤（图1.36，图1.37和图1.38）。红骨髓增生结节的信号类似于其他部位的红骨髓，钆对比剂静脉注射后可无强化、轻度强化或中度强化。红骨髓局灶性结节增生在正常人中很少见，常发生于骨髓再生障碍骨髓移植或使用造血刺激药物的患者[24-25]。

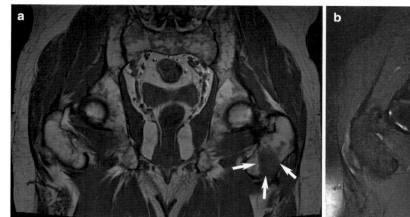
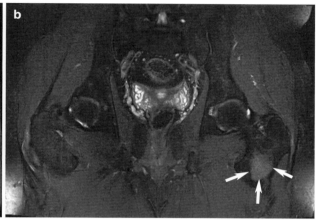

图 1.36　58 岁男性。骨盆冠状面 T1 加权图像（a）和 T2 加权图像（b）显示左侧股骨粗隆间区圆形的肿块样区域（箭头），T1 加权图像的信号强度与骨骼肌信号相似，T2 加权图像呈稍高信号。CT 引导下穿刺活检结果为红骨髓而无肿瘤

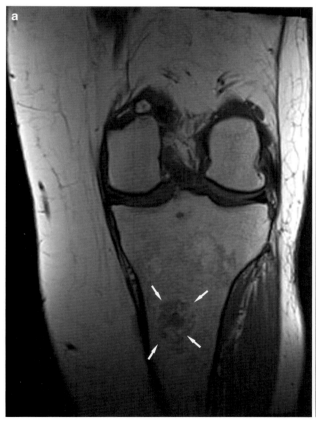
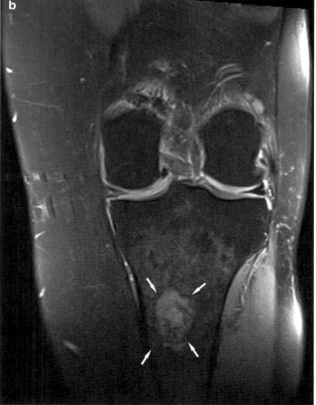

图 1.37　60 岁女性。冠状面 T1 加权图像（a）和 T2 加权图像（b）显示胫骨近段内大结节红骨髓区，其内夹杂脂肪髓信号（箭头）

译者注

图 1.36b 应为脂肪抑制 T2 加权图像。

图 1.37b 应为脂肪抑制 T2 加权图像。

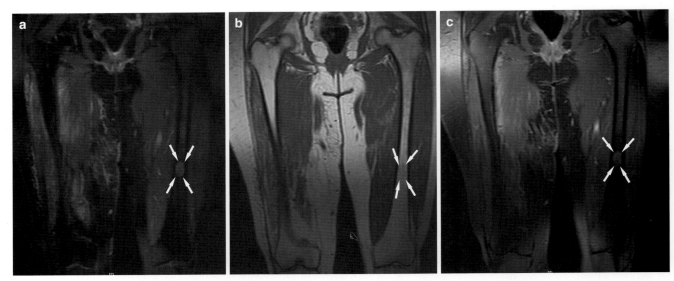

图 1.38　57 岁女性，右大腿黏液样脂肪肉瘤切除术后放疗。随访 MRI 显示对侧股骨干内大结节状红骨髓区（箭头），冠状面 STIR 序列图像（a）呈高信号，冠状面 T1 加权图像（b）呈略高信号，冠状面脂肪抑制 T1 加权增强图像（c）呈轻度强化。MRI 所见符合骨髓结节增生表现，可能是右侧股骨放疗后继发的一种骨髓代偿反应现象

MRI 可显示穿过长骨骨皮质走行于骨髓腔内的滋养血管（图 1.1A）。在某些情况下，扩张的血管或称骨内血管曲张可能会被误以为骨髓肿瘤。仔细观察一系列图像，骨内扩张血管与其近端和远端血管相延续的征象可协助明确诊断（图 1.39 和图 1.40）。偶尔，骨内血管弥漫性扩张，可能是一种轻度的血管畸形（图 1.41）。若以往血管结构 MRI 检查正常而出现骨内血管增生时，应考虑骨髓病理性充血或弥漫性骨髓浸润性肿瘤，如多发性骨髓瘤的

可能性（图 1.42）。骨内正常的滋养血管不要被误以为纵向应力性骨折线，滋养血管周围不会出现骨髓水肿（图 1.43）。红骨髓常存在于长骨的外围区，在横轴面 T1 加权图像表现为骨皮质下的低信号影，与骨髓内脂肪高信号影明显不同。在脂肪抑制 T2 加权图像，红骨髓的信号强度低于骨髓水肿信号，不要误为应力反应性骨髓水肿（图 1.44）。

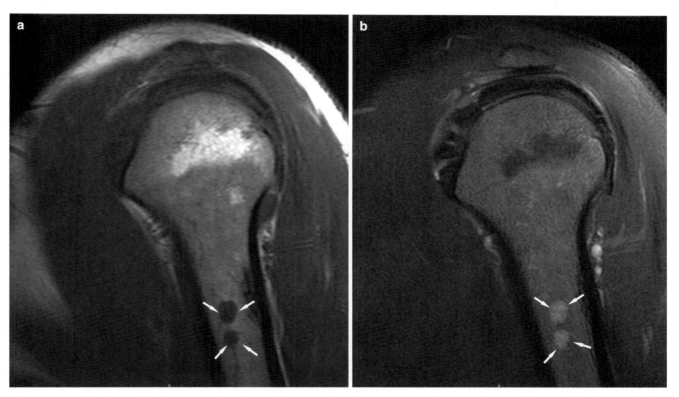

图 1.39　44 岁女性。右肩矢状面 T1 加权图像（a）和 T2 加权图像（b）显示 2 处骨内血管扩张（箭头），符合骨内血管曲张表现

译者注

正文中图 1.1A 应为图 1.1a。

图 1.39b 应为脂肪抑制 T2 加权图像。

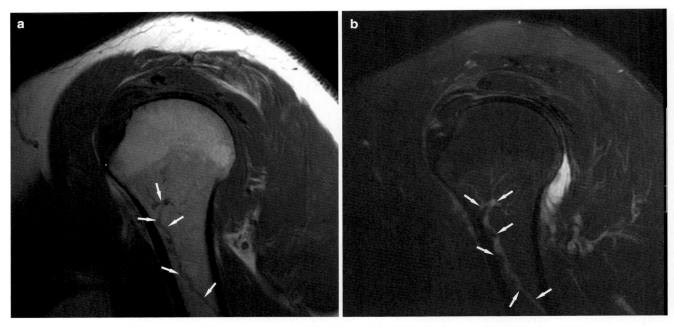

图 1.40　32 岁男性。矢状面 T1 加权图像（a）和 T2 加权图像（b）显示肱骨近端骨内血管弥漫性扩张（箭头）

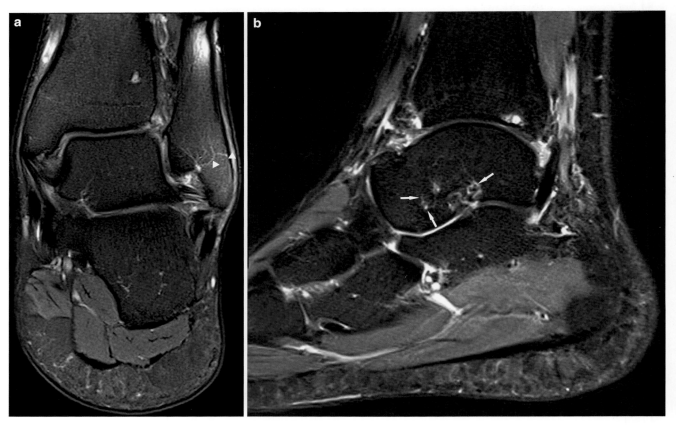

图 1.41　39 岁男性。矢状面 T2 加权图像（a）和冠状面 T2 加权图像（b）显示腓骨远段（三角形）和距骨（箭头）内的血管影

译者注

图 1.40b 应为脂肪抑制 T2 加权图像。

图 1.41a 应为冠状面脂肪抑制 T2 加权图像，图 1.41b 应为矢状面脂肪抑制 T2 加权图像。

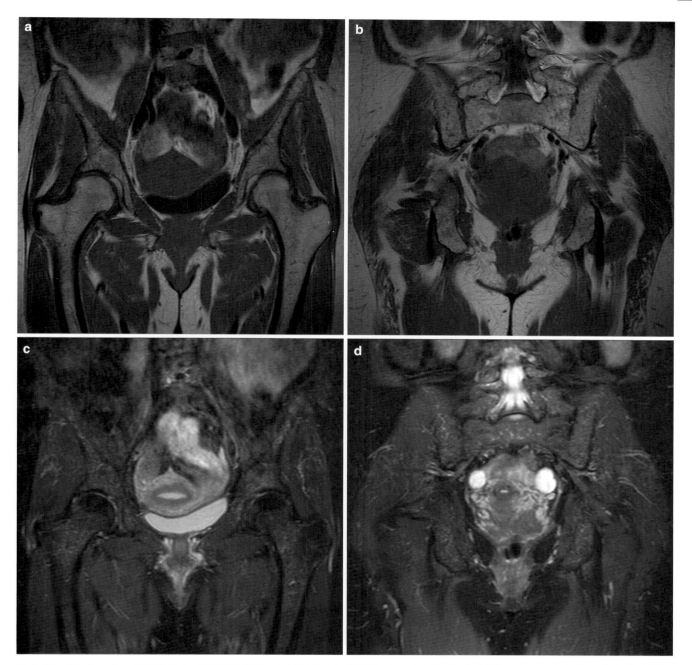

图 1.42　69 岁女性，近期诊断为多发性骨髓瘤。冠状面 T1 加权图像（a，b）和 T2 加权图像（c，d）显示骨内血管弥漫性增生。MRI 所见为多发性骨髓瘤背景下骨髓内新生血管的典型表现

译者注

　　图 1.42c 和图 1.42d 均应为脂肪抑制 T2 加权图像。

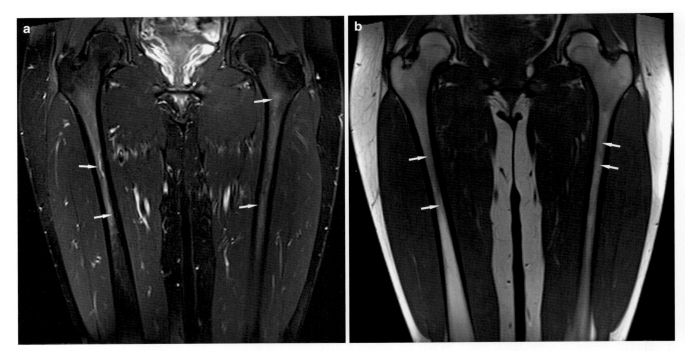

图 1.43　19 岁男性。冠状面脂肪抑制 T2 加权图像（a）和 T1 加权图像（b）显示右股骨干内线状 T2 加权高信号影为骨内血管（箭头）。在 T2 加权图像，血管周围的红骨髓信号不高于骨髓水肿信号

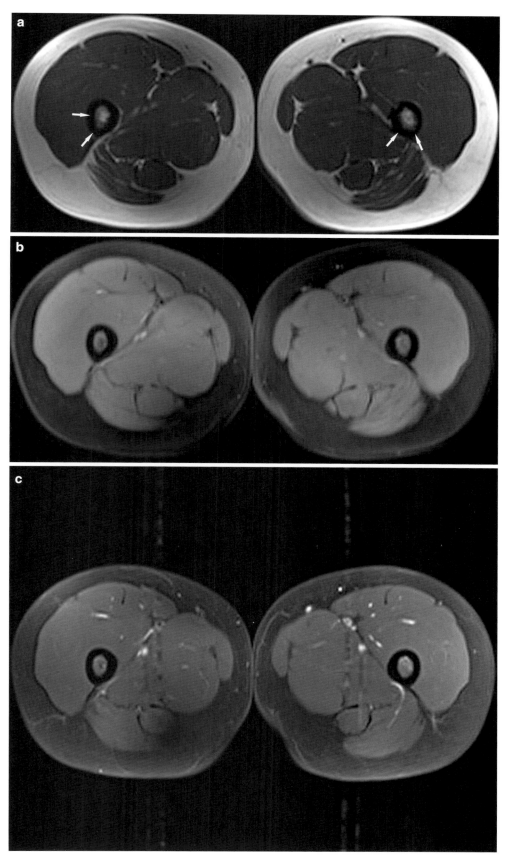

图 1.44　17 岁男孩。双侧大腿横轴面 T1 加权图像（a）、脂肪抑制 T2 加权图像（b）和脂肪抑制 T1 加权增强图像（c）显示股骨脂肪髓分布在中央，而红骨髓（箭头）分布在外围区

第五节　中轴骨正常 MRI 表现

在颅骨，颅内外板之间填充一层薄的骨髓组织（图 1.45）。新生儿期的颅盖骨和颌面骨内弥漫性分布造血性红骨髓（图 1.46）。所有常规 MR 序列迂曲走行的低信号影是颅缝（图 1.45）。颅盖骨和颌面骨的骨髓转换从前到后依次进行，从下颌骨中线区和上颌骨到额骨再到颅盖骨[26]。下颌骨脂肪髓转换从中线区延伸到外侧区[27]（图 1.47）。颌面骨骨髓的

脂肪转换在鼻窦气化之前完成。鼻窦气化的时间和变异早有定论[28-29]。额窦约 8 岁出现。蝶窦出现较早，约在 4~5 岁时。额窦和蝶窦在 12 岁时接近成人大小[30]。在慢性贫血（如地中海贫血）状态下，额窦、蝶窦和上颌窦都不会发育成正常的窦腔[30]（图 1.48）。骨髓脂肪转换替代是否为鼻窦发育的先决条件尚需进一步研究。对于正常成人，最常表现为顶骨内斑片状造血性骨髓信号（图 1.49），而其余颅面骨为脂肪髓信号，其实，在成人的颅面骨中斑片状造血性骨髓并不少见（图 1.50）。

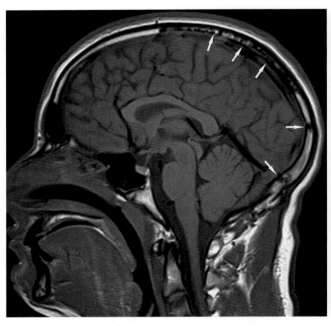

图 1.45　33 岁男性。颅骨正中矢状面 T1 加权图像显示颅内外板之间填充很薄的一层脂肪髓，颅缝表现为低信号影（箭头）

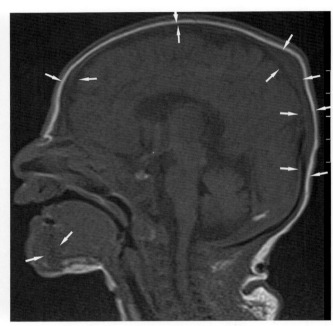

图 1.46　19 天女孩。矢状面 T1 加权图像显示颅盖骨和颌面骨弥漫性红骨髓信号（箭头）

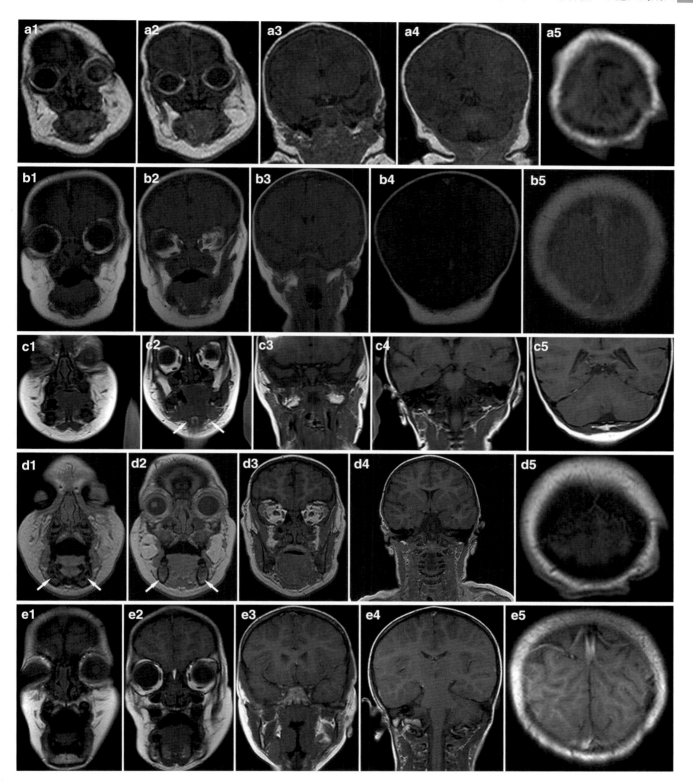

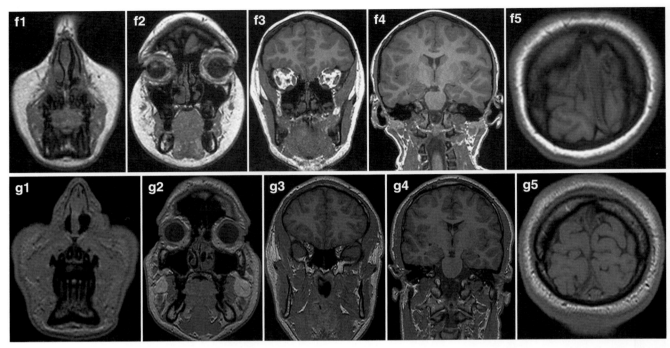

图 1.47 不同年龄阶段颅面骨冠状面 T1 加权图像。出生后 1 天 (a) 和 2 个月婴儿 (b) 颅面骨弥漫性红骨髓信号。3 岁女孩 (c) 下颌骨出现早期脂肪髓转换 (箭头)。5 岁女孩 (d) 下颌骨出现部分性脂肪髓转化。10 岁男孩 (e)、16 岁女孩 (f) 和 19 岁男性 (g) 颅面骨明显的脂肪髓转换

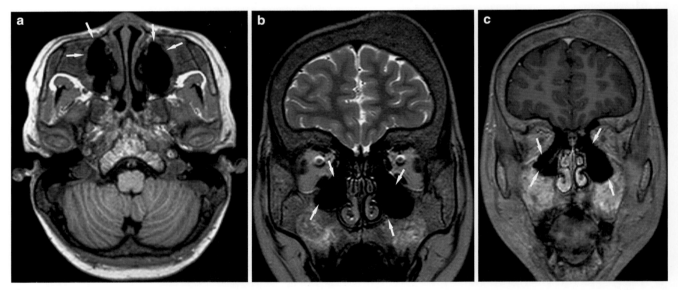

图 1.48 9 岁男孩，地中海贫血史。颅骨横轴面 FLAIR 序列图像 (a)、冠状面 T2 加权图像 (b) 和冠状面 T1 加权图像 (c) 显示额窦未发育，上颌窦发育不全 (箭头)

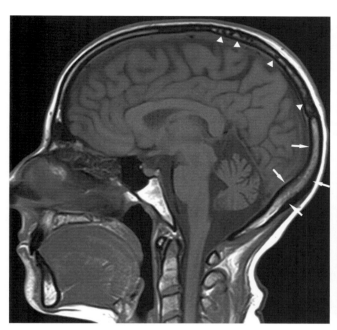
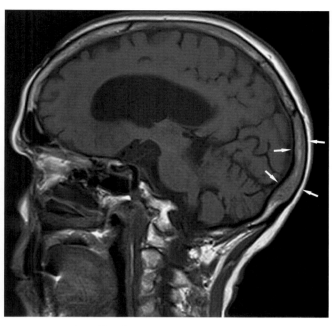

图 1.49　40 岁女性。颅骨矢状面 T1 加权图像显示顶枕骨的红骨髓（箭头）、残留的脂肪髓以及低信号的颅缝（三角形）

图 1.50　79 岁男性。颅骨矢状面 T1 加权图像显示斑片状红骨髓分布于全颅骨，尤以顶枕骨红骨髓明显（箭头）

出生后第 1 个十年内，椎体除椎基底静脉周围区外的区域主要含造血性骨髓（图 1.51）。除极少数特殊情况，脊柱骨髓都不会完全转化为脂肪髓。随着年龄增加，红骨髓会减少，脂肪髓会增多，从而引起 T1 加权图像的信号强度比相邻椎间盘信号高。以往 MRI 文献表明椎体骨髓转换开始于出生后第 1 年，与椎间盘 T1 加权图像信号强度相比，1 岁以前的椎体骨髓呈低信号（图 1.52），1~5 岁的椎体骨髓呈等信号，5 岁以后椎体骨髓呈高信号[31]。最近文献[3]和我们的经验表明椎体骨髓转换的时间更早些（图 1.53）。

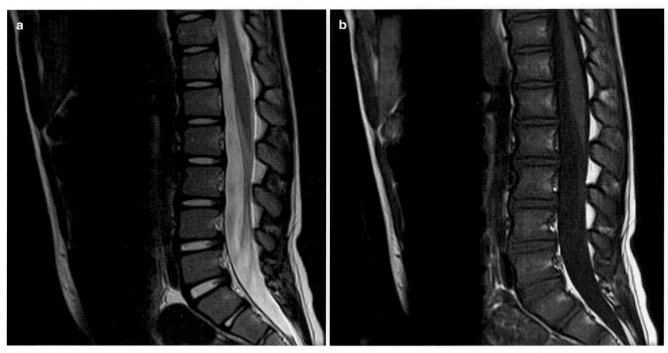

图 1.51　14 岁女孩。腰椎矢状面 T2 加权图像（a）和 T1 加权图像（b）显示椎体骨髓以红骨髓为主，沿椎基底静脉分布少量脂肪髓信号

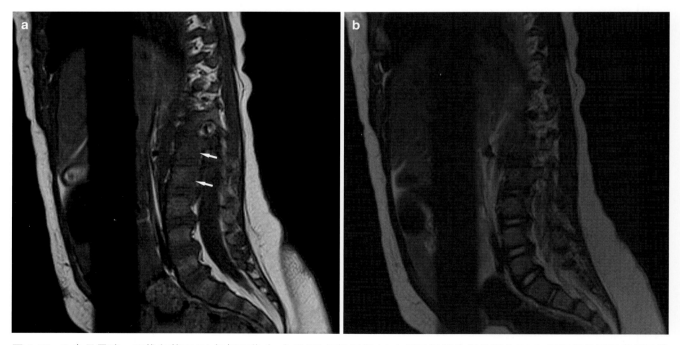

图 1.52　8 个月男孩。腰椎矢状面 T1 加权图像（a）和 T2 加权图像（b）显示局灶性红骨髓在 T1 加权图像信号强度低于椎间盘（箭头）

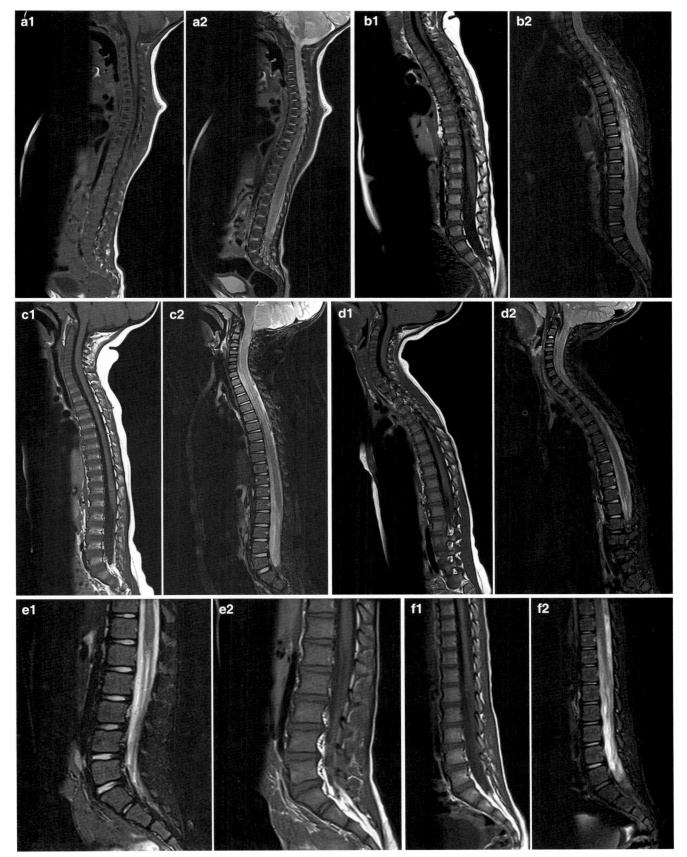

图 1.53 出生后至 5 岁内脊柱矢状面 T1 和 T2 加权图像骨髓信号的变化。16 天新生儿（a）全脊柱骨髓在 T1 加权图像呈明显低信号，与红骨髓信号一致。12 个月女孩（b）脊柱骨髓出现早期的脂肪髓转化。24 个月男孩（c）、3 岁男孩（d）和 4 岁男孩（e）脊柱骨髓内脂肪髓逐渐增多。5 岁女孩（f）脊柱骨髓呈现明显的脂肪髓信号

脊柱 MR 成像用于成人脊柱相关症状患者的检查，骨盆 MR 成像用于髋关节相关症状的检查。肩关节 MR 成像通常可显示肩胛盂和肩胛体部分。与四肢骨骨髓表现类似，上述这些部位的红骨髓在 T1 加权图像呈低信号，T2 加权图像呈低或等信号，脂肪抑制 T2 加权图像呈稍高信号（图 1.54）。

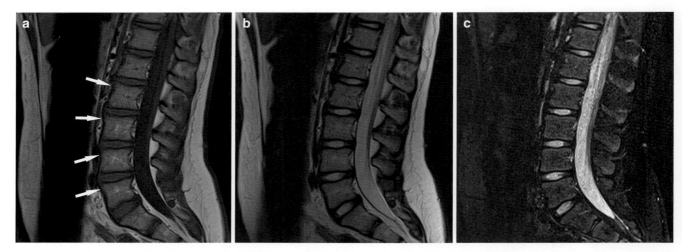

图 1.54　16 岁男孩。腰椎矢状面 T1 加权图像（a）、T2 加权图像（b）和脂肪抑制 T2 加权图像（c）显示斑片状红骨髓（箭头），尤以终板附近明显，在 T1 加权图像信号强度稍高于椎间盘，脂肪抑制 T2 加权图像呈稍高信号

年轻人的脊柱骨髓在 T1 加权图像通常呈等信号，有时表现为弥漫性脂肪信号背景中少量红骨髓信号。相反，中老年人脊柱红骨髓相对广泛，并不呈现与年龄相关的脂肪髓信号。MR 成像参数也可能会引起不同个体之间骨髓信号的差异，但红骨髓含量不同是引起骨髓信号差异的另一原因[25]。同一个体不同椎体间的骨髓表现差异不大，具有相似年龄和临床状态的不同个体之间的骨髓表现却差异很大。脊柱骨髓有多种表现形式，通常在同一个体的所有椎体中均可见到[32–33]。红骨髓一般均匀地分布在椎体内（图 1.55）。有时，红骨髓集中在椎体终板附近（图 1.56），椎体终板相当于长骨的干骺端，富含血管[13]，这种分布形式尤其常见于儿童和年轻人。红骨髓可以在椎体前部分布明显（图 1.57），弥漫性分布伴椎基底静脉周围线状脂肪信号（图 1.58），或分布于上下终板脂肪髓之间的中部（图 1.59）[13]。红骨髓也可以小结节（图 1.60）或斑块状（图 1.61）形式出现于脂肪髓背景中。一般来说，在无外伤、手术或辐射的情况下这些骨髓 MR 表现几乎在同一个体所有椎体中均可见到。唯一例外的部位是骶尾部，此区骨髓常呈局部或弥漫性脂肪浸润（图 1.62）。

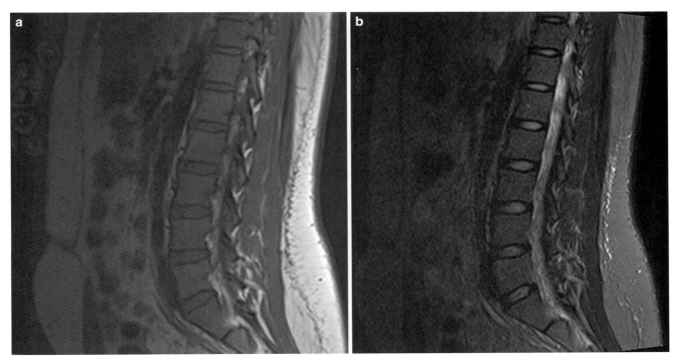

图 1.55　27 岁女性。腰椎矢状面 T1 加权图像（a）和 T2 加权图像（b）显示整个胸腰段椎体和骶椎弥漫性红骨髓信号

译者注

图 1.55b 应为脂肪抑制 T2 加权图像。

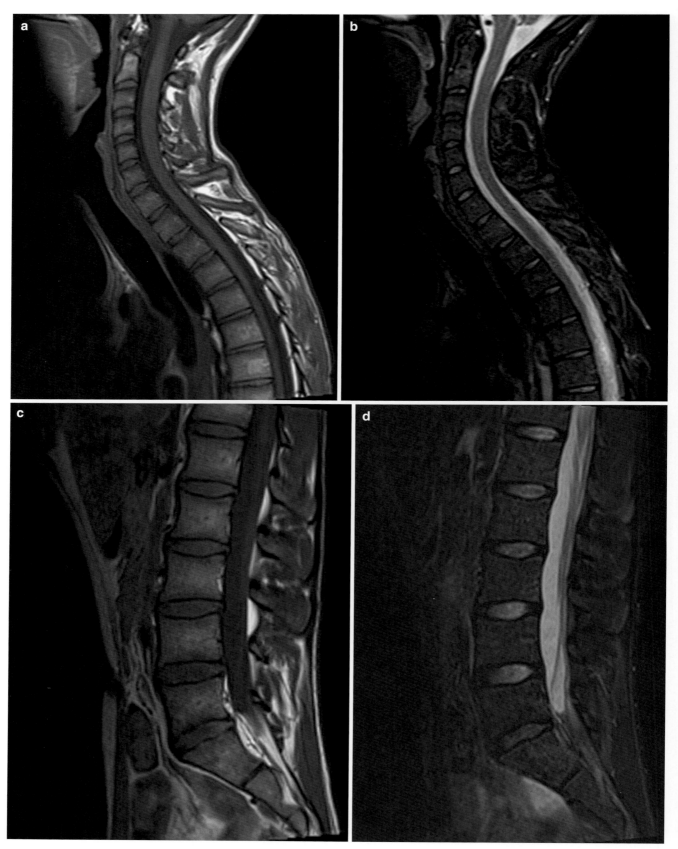

图 1.56　19 岁男性。胸腰段脊柱矢状面 T1 加权图像（a，c）和脂肪抑制 T2 加权图像（b，d）显示椎体终板附近的红骨髓信号较明显

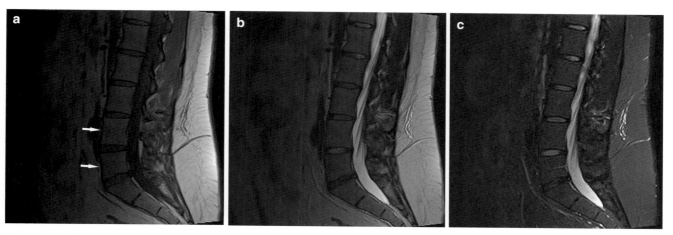

图 1.57　23 岁女性。腰椎矢状面 T1 加权图像（a）、T2 加权图像（b）和脂肪抑制 T2 加权图像（c）显示椎体前部稍明显的红骨髓信号（箭头）

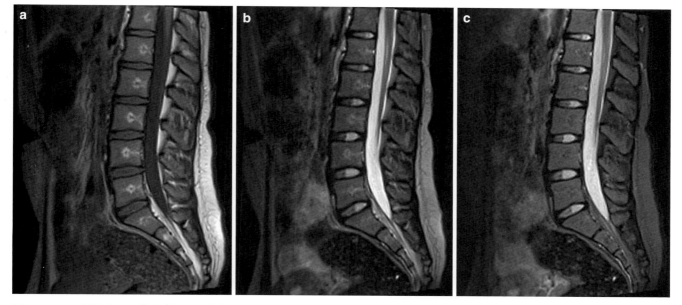

图 1.58　16 岁男孩。腰椎矢状面 T1 加权图像（a）、T2 加权图像（b）和脂肪抑制 T2 加权图像（c）显示椎体内弥漫性红骨髓，沿椎基底静脉匙状脂肪髓信号

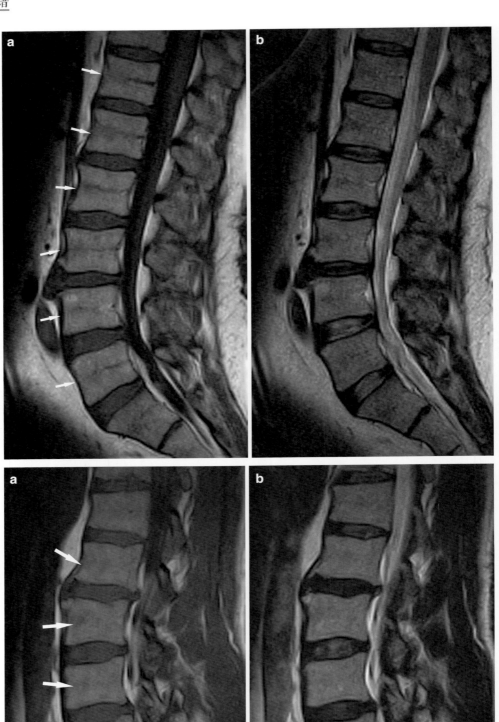

图 1.59　33 岁女性。腰椎矢状面 T1 加权图像（a）和 T2 加权图像（b）显示椎体中央的红骨髓信号（箭头）和椎体终板区的脂肪髓信号

图 1.60　39 岁男性。腰椎矢状面 T1 加权图像（a）和 T2 加权图像（b）显示椎体脂肪髓信号背景中的结节状红骨髓区（箭头）

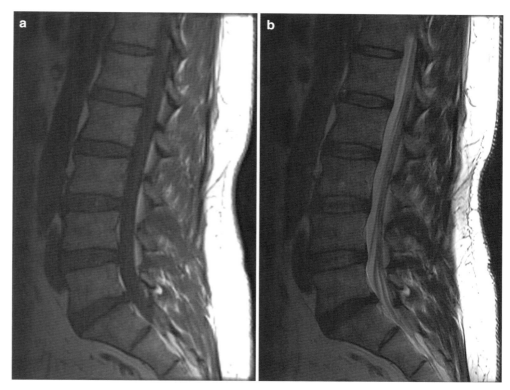

图 1.61 48 岁男性。腰椎矢状面 T1 加权图像（a）和 T2 加权图像（b）显示骨髓信号不均匀，红骨髓呈斑片状分布

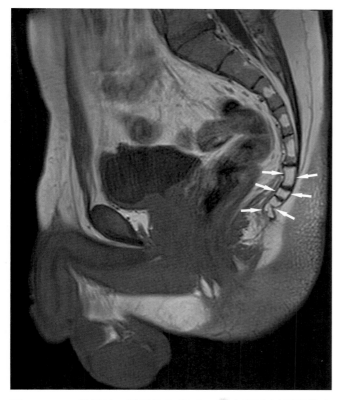

图 1.62 40 岁男性。骶尾椎矢状面 T1 加权图像显示骶椎中央区的脂肪骨髓信号，尾椎完全性脂肪髓信号（箭头）

在脊柱中，椎间盘的信号强度被作为 T1 加权图像信号强度对比的内部参照。正常腰椎间盘的大部分是中央区的髓核，髓核由软骨细胞样细胞、胶原纤维和多聚蛋白多糖组成，在 T1 加权图像呈低信号，T2 加权图像呈高信号。椎间盘小部分为纤维环，由Ⅰ型和Ⅱ型胶原组成。纤维环越靠近其周边，Ⅰ型胶原浓度越高，从而引起纤维环周边区在 T1 和 T2 加权图像的信号增高。典型的红骨髓 T1 加权图像信号强度高于椎间盘信号，但可低于终板区纤维环的信号强度（图 1.63）。高场的 MR 设备可借助其高的信噪比来区分椎间盘内的髓核和纤维环。髓核位于椎间盘中央区，可用于红骨髓信号强度的对比参考。胸椎和颈椎的红骨髓信号强度可低于椎间盘信号强度（图 1.64），这是由于胸椎和颈椎间盘的信号强度常高于腰椎间盘。对于整个脊柱来说，髓核内胶原含量在颈椎间盘最高，在腰椎间盘最低[23]，这可以用来解释 MRI 信号强度的差异。椎间盘成分随年龄发生变化，成人纤维环的胶原含量高于儿童[23]。红骨髓在脂肪抑制 T2 加权和反转恢复序列图像显示更加清楚，表现为高信号（图 1.65）。在非脂肪抑制 T2 加权图像，红骨髓的显示不清晰（图 1.66）。类似于四肢骨，反转恢复序列和 T2 加权图像同样因缺乏骨髓信号强度对比的内部参照，仅依靠这两种图像来评估中轴骨骨髓情况也不可靠。

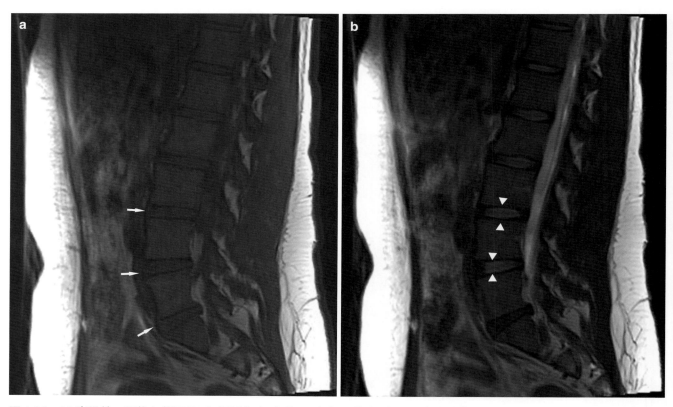

图 1.63 36 岁男性。腰椎矢状面 T1 加权图像（a）和 T2 加权图像（b）显示脂肪髓背景下的不均匀分布的红骨髓信号。在 T1 加权图像，靠近椎体终板区纤维环的信号呈高信号（箭头）。髓核在 T1 加权图像呈低信号，在 T2 加权图像呈高信号（三角形）

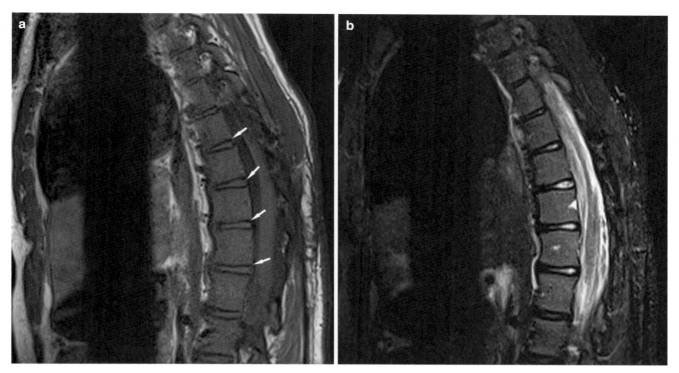

图 1.64 9 岁男孩。胸腰椎矢状面 T1 加权图像（a）和脂肪抑制 T2 加权图像（b）显示弥漫性红骨髓在脂肪抑制 T2 加权图像呈稍高信号。椎间盘（箭头）相对于椎体红骨髓在 T1 加权图像呈高信号，这是胸椎的典型 MR 表现

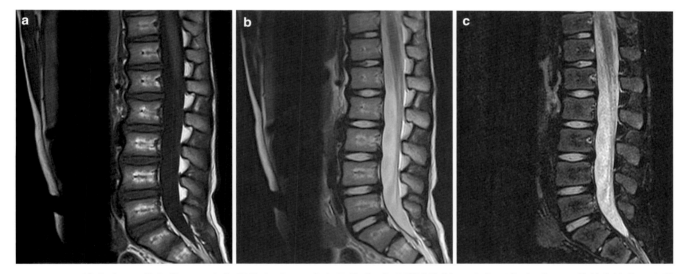

图 1.65 11 岁女孩。腰椎矢状面 T1 加权图像（a）、T2 加权图像（b）和脂肪抑制 T2 加权图像（c）显示椎基底静脉区呈脂肪髓信号，而椎体其他区域呈红骨髓信号。红骨髓在非脂肪抑制 T2 加权图像难以显示（b）

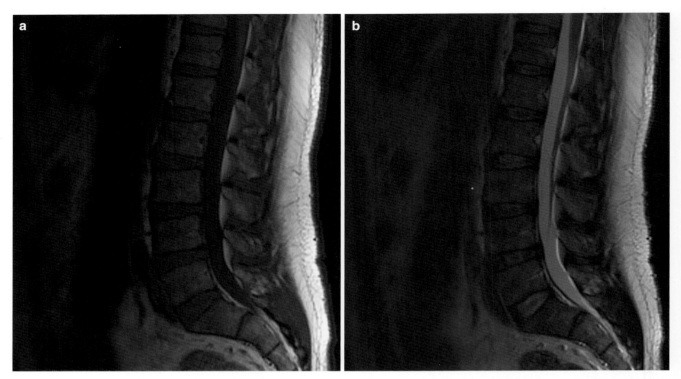

图 1.66　38 岁男性。腰椎矢状面 T1 加权图像（a）和 T2 加权图像（b）显示椎体内斑片状红骨髓，在非脂肪抑制 T2 加权图像难以显示（b）

与四肢骨骨髓不同，骨盆骨髓在出生后 20 年内主要为造血性红骨髓，骨髓转换通常开始于髋臼的内上方。扁骨具有相当于长骨干骺端的结构，其骨髓信号类似于长骨干骺端骨髓信号，扁骨相当于骨骺区，在儿童期为软骨成分而在其融合后呈脂肪髓信号。骨盆有多处相当于长骨骨骺区，包括 Y 形软骨（图 1.67）、坐耻骨软骨联合（图 1.68）和骶髂关节的周围区 [3]（图 1.69）。

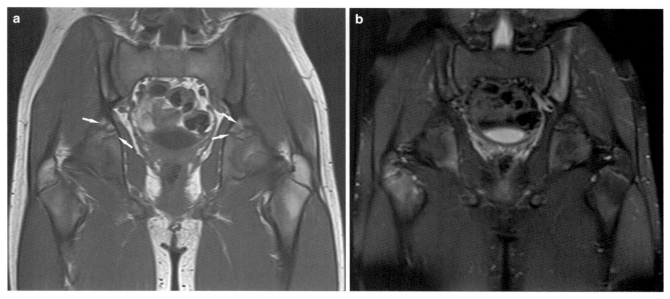

图 1.67　9 岁男孩。骨盆冠状面 T1 加权图像（a）和 T2 加权图像（b）显示 Y 形软骨周围的脂肪髓信号（箭头）

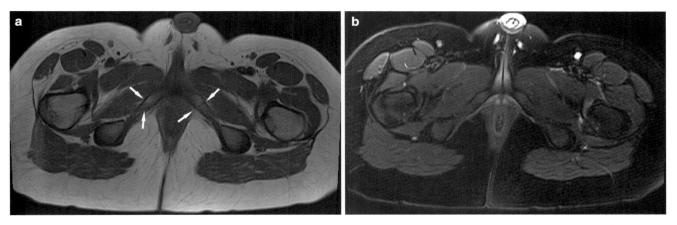

图 1.68　11 岁男孩。骨盆矢状面 T1 加权图像（a）和脂肪抑制 T2 加权图像（b）显示髂耻骨软骨联合周围的脂肪髓信号（箭头）

译者注

图 1.67b 应为脂肪抑制 T2 加权图像。

图 1.68a 和图 1.68b 均应为横轴面图像；图注中"髂耻骨软骨联合"应为"坐耻骨软骨联合"。

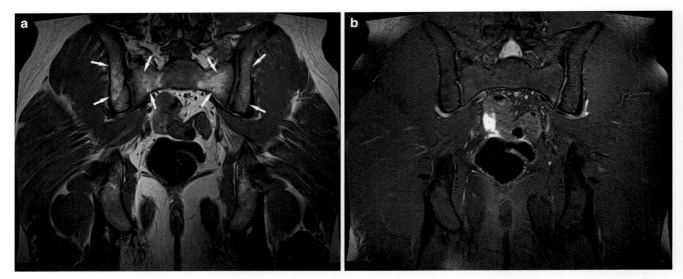

图 1.69　37 岁女性。骨盆冠状面 T1 加权图像（a）和脂肪抑制 T2 加权图像（b）显示邻近骶髂关节旁的脂肪髓信号（箭头）

在成人骨盆中，仍有较大比例的骨髓含有细胞成分。红骨髓可呈小片状散在分布于髋臼、骶骨和髂骨，通常双侧对称分布，当然不对称分布的情况并不少见。弥漫性脂肪髓（图 1.70）或弥漫性红骨髓分布模式（图 1.71）也会见到。红骨髓和黄骨髓

的混合存在使骨髓不均匀分布的模式并不少见（图 1.72）。胸骨和肩胛骨在人的一生中通常保持着红骨髓。熟悉不同年龄阶段的胸骨 MRI 表现会有助于识别骨髓的正常分布模式（图 1.73）。

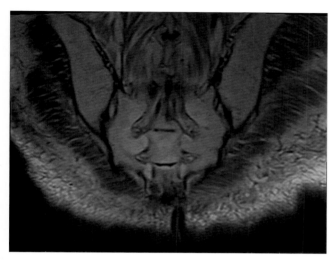

图 1.70　62 岁女性。骨盆冠状面 T1 加权图像显示弥漫性脂肪髓信号，无明显的红骨髓信号

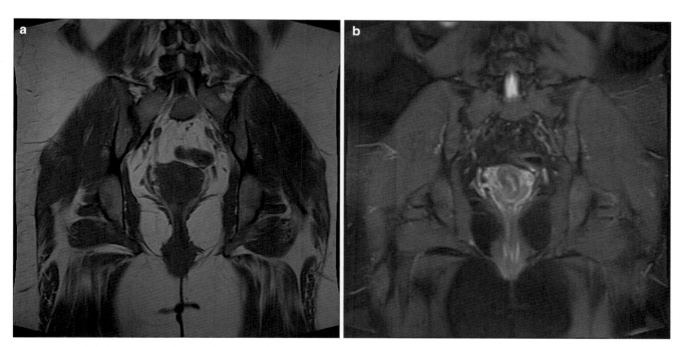

图 1.71　39 岁女性。骨盆 T1 加权图像（a）和脂肪抑制 T2 加权图像（b）显示弥漫性红骨髓中夹杂少量脂肪髓信号

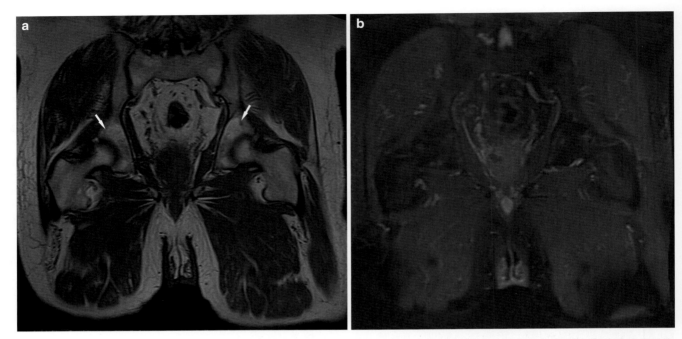

图 1.72　38 岁男性。骨盆 T1 加权图像（a）和脂肪抑制 T2 加权图像（b）显示骨髓信号不均匀，红骨髓和脂肪髓信号混合存在。双侧 Y 形软骨相当于骨骺区出现脂肪髓信号（箭头）

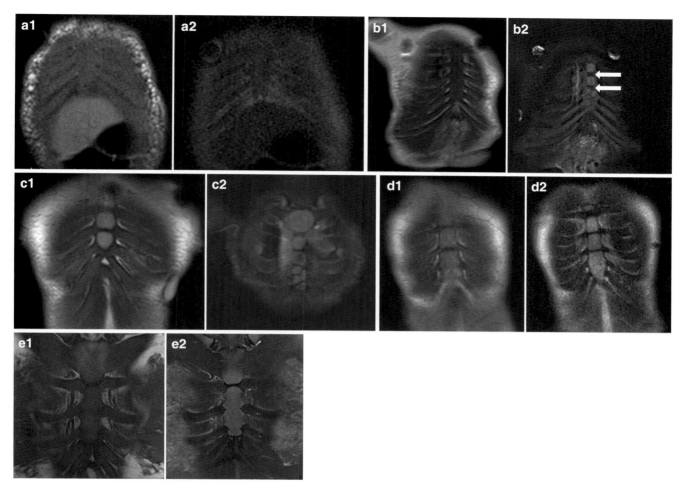

图 1.73 胸骨冠状面 MRI 所示的骨髓信号变化：

（a）出生后 7 天女孩。T1 加权图像（a1）和脂肪抑制 T2 加权图像（a2）显示弥漫性红骨髓信号。肋软骨内可见低信号

（b）6 个月男婴。T1 加权图像（b1）和脂肪抑制 T2 加权图像（b2）显示弥漫性红骨髓信号，软骨信号分离胸骨节段在脂肪抑制 T2 加权图像尤为明显（箭头）

（c）4 岁男孩。T1 加权图像（c1）和脂肪抑制 T2 加权图像（c2）显示脂肪髓信号为主，夹杂少量红骨髓信号，肋软骨中和胸骨节段之间的低信号影再次出现

（d）9 岁男孩。T1 加权图像（d1）和 T2 加权图像（d2）显示脂肪髓信号为主，夹杂少量散在分布的红骨髓信号，胸骨节段分离信号影不明显

（e）16 岁男孩。T1 加权图像（e1）和 T2 加权图像（e2）显示脂肪髓和红骨髓信号混合存在

红骨髓局灶性结节增生虽少见，但经常会给脊柱和骨盆的诊断带来困难，尤其是对于恶性肿瘤的患者[33-34]。恶性肿瘤病史的患者常接受粒系集落刺激因子辅助治疗，以便于引起造血性骨髓的增生来降低放疗或化疗对骨髓抑制的反应[35-36]。造血性骨髓的增生可表现为弥漫性或结节状红骨髓信号，酷似肿瘤性骨髓浸润（图 1.74）。红骨髓局灶性结节增生会引起 FDG–PET 的代谢活动增加，这与肿瘤或感染等其他原因引起的代谢活动增加混淆[36]。红骨髓局灶性结节增生有特征性的 T1 加权成像表现，即与其他区域红骨髓信号一样，无明确边界（图 1.75）。某些多发性骨髓瘤的病灶与红骨髓局灶性结节增生在 T1 加权成像信号上存在重叠，但骨髓瘤病灶常有明确边界且易多发。在有些情况下虽然可能需要活检诊断，但 MRI 随访和实验室检查可有助于排除骨髓瘤。

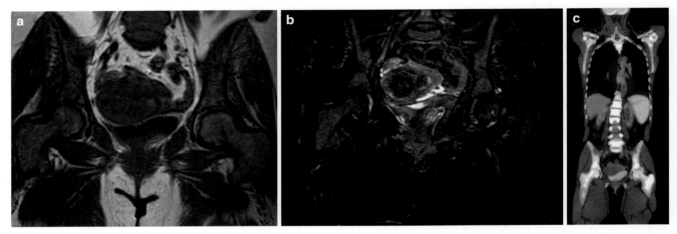

图 1.74　43 岁女性，近期接受化疗和 Neulasta（重组人粒系集落刺激因子类似物）治疗。骨盆冠状面 T1 加权图像（a）和 STIR 序列图像（b）显示骨骼弥漫性红骨髓信号，散在少许脂肪髓信号。PET/CT 融合图像（c）显示红骨髓轻—中度的代谢活动增加

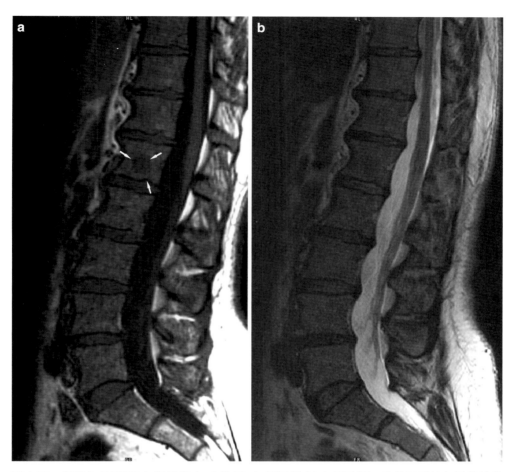

图 1.75 腰椎矢状面 T1 加权图像（a）和 T2 加权图像（b）显示腰 1 椎体圆形的红骨髓结节（箭头），酷似病变，在 T2 加权图像难以显示

（S. Pinar Karakas-Rothey，Hakan Ilaslan 著；高振华 译）

↗ 参考文献

[1] STEINER RM, MITCHELL DG, RAO VM, et al. Magnetic resonance imaging of diffuse bone marrow disease [J]. Radiol Clin North Am, 1993, 31: 383-409.

[2] BURDILES A, BABYN PS. Pediatric bone marrow MR imaging [J]. Magn Reson Imaging Clin N Am, 2009, 17 (3): 391-409, v.

[3] LAOR T, JARAMILLO D. MR imaging insights into skeletal maturation: what is normal? [J]. Radiology, 2009, 250 (1): 28-38.

[4] VOGLER 3RD JB, MURPHY WA. Bone marrow imaging [J]. Radiology, 1988, 168 (3): 679-693.

[5] MOORE SG, DAWSON KL. Red and yellow marrow in the femur: agerelated changes in appearance at MR imaging [J]. Radiology, 1990, 175: 219-223.

[6] KUNTZ A, RICHINS CA. Innervation of the bone marrow [J]. J Comp Neurol, 1945, 83: 213-222.

[7] DEPACE DM, WEBBER RH. Electrostimulation and morphologic study of the nerves of the bone marrow of the albino rat [J]. Acta Anat, 1975, 93: 1-18.

[8] TRUBOWITZ S, DAVIS S. The human bone marrow: anatomy, physiology and pathophysiology [J]. Boca Raton: CRC, 1982. 43-75.

[9] SIEGEL MJ. MRI of bone marrow [M]. Reston: American Roentgen Ray Society, 2006, p. 169-178.

[10] DARGE K, JARAMILLO D, SIEGEL MJ. Whole-body MRI in children: current status and future applications [J]. Eur J Radiol, 2008, 68 (2): 289-298.

[11] FOSTER K, CHAPMAN S, JOHNSON K. MRI of the marrow in the paediatric skeleton [J]. Clin Radiol, 2004, 59: 651-673.

[12] JARAMILLO D, LAOR T, HOFFER FA, et al. Epiphyseal marrow in infancy: MR imaging [J]. Radiology, 1991, 180: 809-812.

[13] RICCI C, COVA M, KANG YS, et al. Normal age-related patterns of cellular and fatty bone marrow distribution in the axial skeleton: MR imaging study [J]. Radiology, 1990, 177: 83-88.

[14] ZAWIN JK, JARAMILLO D. Conversion of bone marrow in the humerus, sternum, and clavicle: changes with age on MR images [J]. Radiology, 1993, 188: 159-164.

[15] TACCONE A, ODDONE M, DELL'ACQUA A, et al. Ciccone MA. MRI "road-map" of normal age-related bone marrow [J]. Pediatr Radiol, 1995, 25: 596-606.

[16] EMERY JL, FOLLETT GF. Regression of bone marrow haemopoiesis from the terminal digits in the foetus and infant [J]. Br J Haematol, 1964, 10: 485-489.

[17] HAINES RW. The histology of epiphyseal union in mammals [J]. J Anat. 1975, 120: 1-25.

[18] OGDEN J. Anatomy and physiology of skeletal development: skeletal injury in the child [M]. New York: Springer, 2000. 17-18.

[19] HARCKE HT, SNYDER M, CARO PA, et al. Growth plate of the normal knee: evaluation with MR imaging [J]. Radiology, 1992, 183: 119-123.

[20] SASAKI T, ISHIBASHI I, OKAMURA Y, et al. MRI evaluation of growth plate closure rate and pattern in the normal knee joint [J]. J Knee Surg, 2002, 15: 72-76.

[21] ZBOJNIEWICZ AM, LAOR T. Focal Periphyseal Edema (FOPE) zone on MRI of the adolescent knee: a potentially painful manifestation of physiologic physeal fusion? [J]. AJR Am J Roentgenol, 2011, 197 (4): 998-1004.

[22] SHABSHIN N, SCHWEITZER ME, MORRISON WB, et al. High-signal T2 changes of the bone marrow of the foot and ankle in children: red marrow or traumatic changes? [J]. Pediatr Radiol, 2006, 36: 670-676.

[23] SCOTT JE, BOSWORTH TR, CRIBB AM, et al. The chemical morphology of age-related changes in human intervertebral disc glycosaminoglycans from cervical, thoracic and lumbar nucleus pulposus and annulus fibrosus [J]. J Anat, 1994, 184 (Pt 1): 73-82.

[24] MIROWITZ SA. Hematopoietic bone marrow within the proximal humeral epiphysis in normal adults: investigation with MR imaging [J]. Radiology, 1993, 188 (3): 689-693.

[25] VANDE BERG BC, LECOUVET FE, GALANT C, et al. Normal variants and frequent marrow alterations that simulate bone marrow lesions at MR imaging [J]. Radiol Clin North Am, 2005, 43 (4): 761-770, ix.

[26] OKADA Y, AOKI S, BARKOVICH AJ, et al. Cranial bone marrow in children: assessment of normal development with MR imaging [J]. Radiology, 1989, 171 (1): 161-164.

[27] YAMADA M, MATSUZAKA T, UETANI M, et al. Normal age-related conversion of bone marrow in the mandible: MR imaging findings [J]. AJR Am J Roentgenol, 1995, 165 (5): 1223-1228.

[28] DOLAN KD. Paranasal sinus radiology, part IA: introduction and the frontal sinuses [J]. Head Neck Surg, 1982, 4 (4): 301-311.

[29] DOLAN KD. Paranasal sinus radiology, Part 3A: sphenoidal sinus [J]. Head Neck Surg, 1982, 5 (2): 164-176.

[30] SIMONSON TM, KAO SC. Normal childhood developmental patterns in skull bone marrow by MR imaging [J]. Pediatr Radiol, 1992, 22 (8): 556-559.

[31] SEBAG GH, DUBOIS J, TABET M, et al. Pediatric spinal bone marrow: assessment of normal age-related changes in the MRI appearance [J]. Pediatr Radiol, 1993, 23: 515-518.

[32] DE BRUYN PPH, BREEN PC, THOMAS TB. The microcirculation of the bone marrow [J]. Anat Rec, 1970, 168: 55-68.

[33] WEISS L. The structure of bone marrow functional interrelationships of vascular and hematopoietic compartments in experimental hemolytic anemia: an electron microscopic study [J]. J Morphol, 1965, 117: 467-538.

[34] YAO WJ, HOH CK, HAWKINS RA, et al. Quantitative PET imaging of bone marrow glucose metabolic response to hematopoietic cytokines [J]. J Nucl Med, 1995, 36: 794-799.

[35] HOLLINGER EF, ALIBAZOGLU H, ALI A, et al. Hematopoietic cytokine-mediated FDG uptake simulates the appearance of diffuse metastatic disease on whole-body PET imaging [J]. Clin Nucl Med, 1998, 23: 93-98.

[36] BORDALO-RODRIGUES M, GALANT C, LONNEUX M, et al. Focal nodular hyperplasia of the hematopoietic marrow simulating vertebral metastasis on FDG positron emission tomography [J]. AJR Am J Roentgenol, 2003, 180 (3): 669-671.

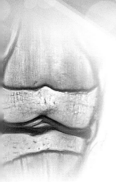

第二章 ❯

治疗后的骨髓变化

第一节　放疗

　　放疗引起骨髓变化依赖其照射时间和照射剂量。在第 1 周放疗内，局部 20Gy 照射剂量会造成造血细胞数量减少，引起骨髓水肿、出血和微血管损伤。在接下来的 1 周内出现早期骨髓脂肪转换与非照射区组织的细胞迁移。放疗后的炎性反应和骨髓水肿最早可在放疗开始后第 7 天被 MRI 所显示。放疗后骨髓的早期改变在液体敏感成像序列图像表现为弥漫性高信号，比如脂肪饱和 T2 加权序列或短时间反转恢复序列（STIR 序列）图像，而在 T1 加权图像无明显信号变化[1]（图 2.1）。在急性期，骨髓 T1 加权图像高信号、T2 加权图像和 STIR 序列图像低信号的病灶可能是出血[2]。骨髓信号变化较明显的区域接近照射野（图 2.2 和图 2.3）。动态增强 MR 检查尽管不必要作为骨髓评估的常规检查，但可显示第 2 周内的骨髓强化，其强化机制被认为与毛细血管损伤和血管充血有关[3]。随着时间推移，骨髓水肿消退，微血管损伤和血窦破坏的后果趋于明显。除了早期脂肪髓的转换，放疗后 1~3 个月出现早期骨内膜纤维化和血窦数量减少。早期脂肪浸润和纤维化的特征性 MRI 表现为不均匀 T1 加权图像高信号（与肌肉信号相比），偶尔表现为中心区的脂肪信号强度（图 2.4）。虽然骨髓的这些变化可早在放疗开始后 1 周被显示出来（图 2.1），但大多数的特征性变化出现在放疗 3~6 周后（图 2.3 和 2.4）。最终，辐射野内骨髓 MRI 信号演变成均匀的弥漫性 T1 加权图像高信号、STIR 序列图像低信号，符合脂肪髓转换的信号特点[1]（图 2.5 和图 2.6）。全身照射而无明确照射野时，放疗后骨髓呈弥漫性变化（图 2.7）。脂肪髓转换并非是永久性的，单次 20Gy 剂量照射 6 个月后可出现造血性血窦再生。辐射剂量超过 40Gy 会造成不可逆转的骨髓损伤[3]。照射野邻近区的骨髓也会因极低散射剂量引起类似的变化[2]。

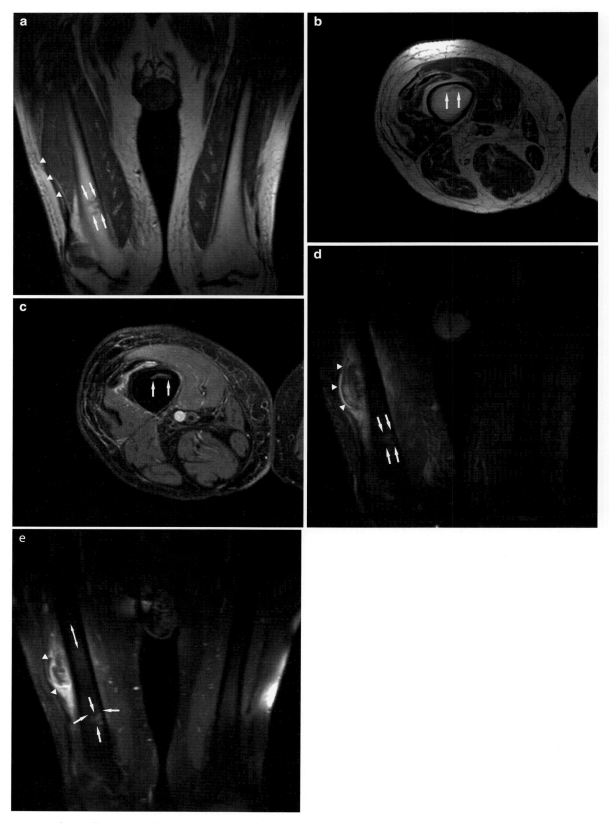

图 2.1 右大腿软组织肉瘤近期放疗完成后的患者。右股骨冠状面 T1 加权图像（a）、横轴面 T1 加权图像（b）和脂肪抑制 T2 加权图像（c）、冠状面 STIR 序列图像（d）和脂肪饱和 T1 加权增强扫描图像（e）显示右大腿外侧软组织肉瘤（三角形）、右股骨干骨髓轻度水肿（双箭头）和骨皮质下骨髓放疗引起的分叶状早期改变（箭头）

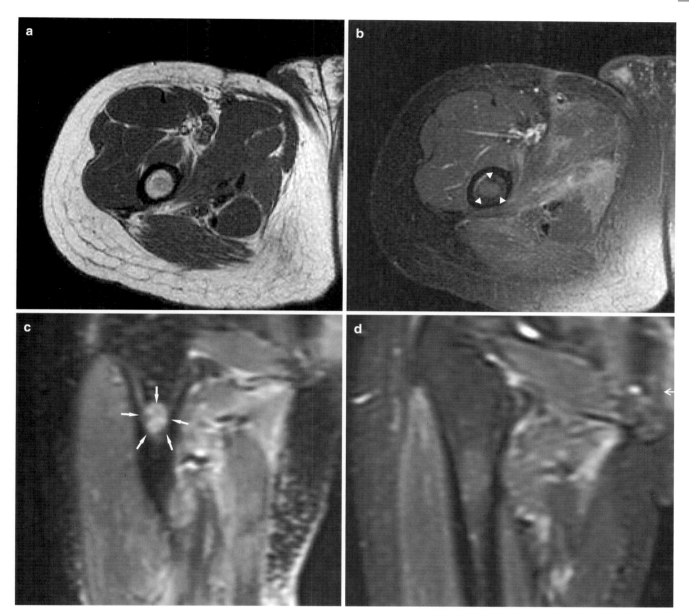

图 2.2 右大腿近段软组织肉瘤手术切除和近期放疗后的患者。右股骨冠状面 T1 加权图像（a）、脂肪饱和 T1 加权增强图像（b）和冠状面 STIR 序列图像（c）显示右股骨近段骨髓信号不均匀，股骨转子下区局灶性骨髓信号异常，STIR 序列图像呈高信号（箭头），脂肪饱和 T1 加权增强后轻度强化（三角形），符合放疗后早期变化。几个月后的冠状面 STIR 序列图像（d）显示股骨近段骨髓及其周围软组织异常信号有所减少

译者注

图 2.2a 和图 2.2b 均应为横轴面图像。

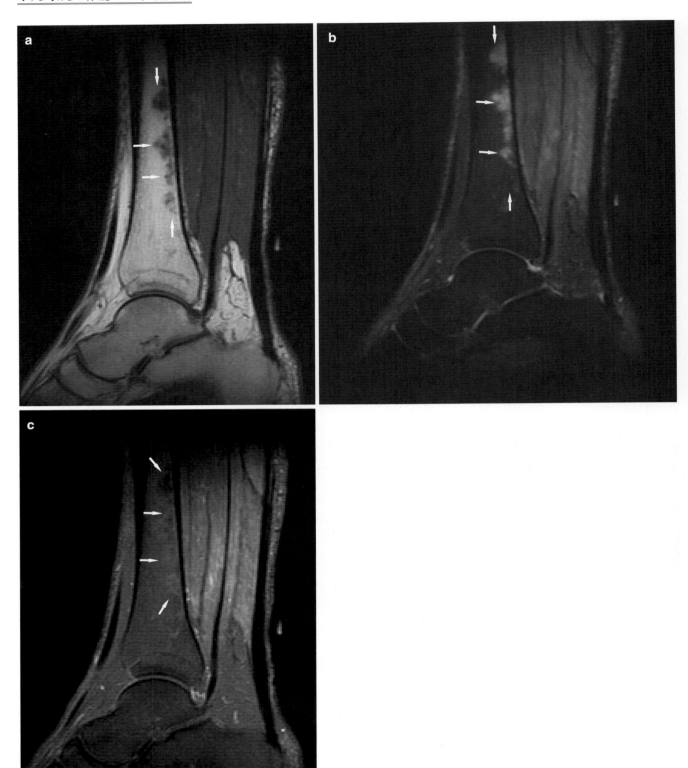

图 2.3　小腿软组织肉瘤切除术和放疗完成后 11 个月的患者。踝关节矢状面 T1 加权图像（a）、STIR 序列图像（b）和脂肪抑制 T1 加权增强图像（c）显示胫骨内多发放疗相关的异常信号灶，T1 加权图像呈低信号，STIR 序列图像呈高信号，增强扫描后轻度强化。骨皮质下的骨髓改变更接近放疗区（箭头），邻近肌肉水肿

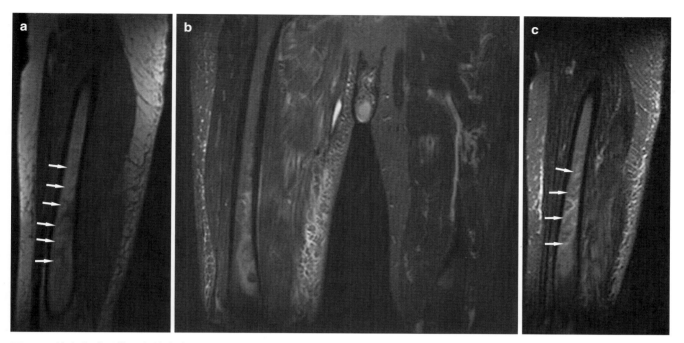

图 2.4　放疗完成后约 1 年的患者。右股骨矢状面 T1 加权图像（a）、矢状面 T2 加权图像（b）和冠状面 STIR 序列图像（c）显示股骨骨髓较大范围不均匀的 T2 加权 /STIR 序列高信号灶（箭头），夹杂脂肪信号

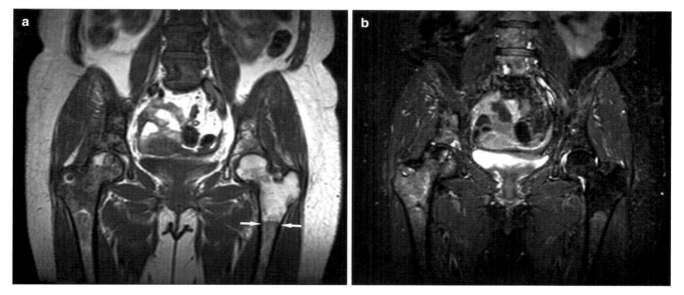

图 2.5　骨盆冠状面 T1 加权图像（a）和 STIR 序列图像（b）显示左股骨近段包括股骨头颈和骨干近侧骨髓不均匀的 T1 加权图像信号增高，相应 SITR 序列图像信号降低，符合脂肪取代表现。此脂肪取代区与远侧骨干分界清晰锐利，与放疗野有关（箭头）

译者注

　　图 2.4b 应为冠状面 STIR 序列图像，图 2.4c 应为矢状面 T2 加权图像。

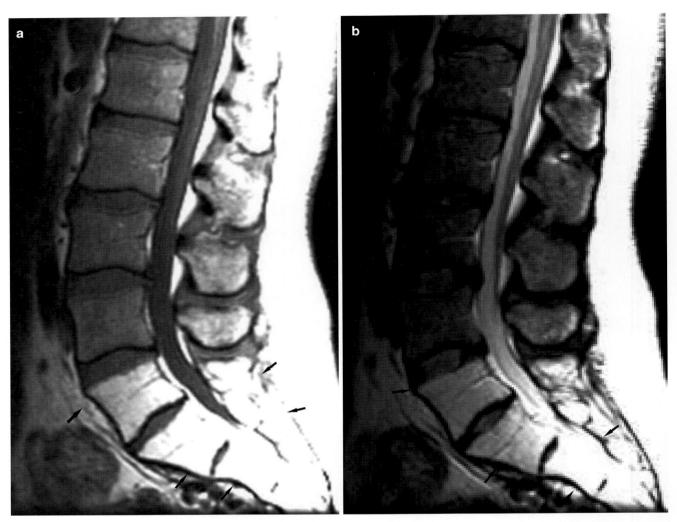

图 2.6　结肠癌放疗后 2 年的患者。腰椎 MRI T1 加权图像（a）和脂肪抑制 T2 加权图像（b）显示腰 5 椎体和整个骶骨骨髓信号增高（箭头），符合放疗后的变化

译者注

图 2.6b 应为非脂肪抑制 T2 加权图像。

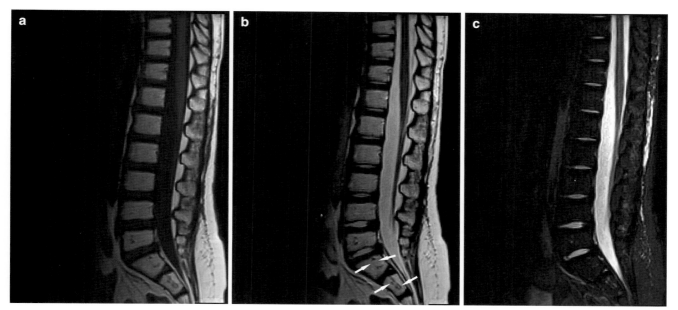

图 2.7　4 岁男孩，全身辐射 4 个月后。矢状面 T1 加权图像（a）、T2 加权图像（b）和 STIR 序列图像（c）显示胸腰椎和骶骨骨髓弥漫性脂肪信号，骶 1 和骶 2 椎体内小的骨梗死灶（箭头）

放疗并发症

骨放疗相关的并发症与多种因素有关，包括辐射剂量、分割放疗、持续时间以及患者年龄和特殊骨骼部位[4]。辐射可引起急性并发症和潜在后遗症[5]。

放射性骨炎是由血管损伤引起的成骨细胞和破骨细胞的损伤，无骨梗死。辐射后 3 年内可出现异常 X 线表现。放射性骨炎通常是低剂量照射引起，具有潜在的可逆性。X 线表现为骨小梁杂乱以及局部骨量减少和骨硬化混合存在。MRI 的 T1 加权图像呈不均匀低信号、T2 加权图像和 STIR 序列图像呈不均匀高信号时，应考虑到放射性骨炎的可能[3]（图 2.8）。

放射性骨坏死（缺血性坏死）是一种放疗的早期并发症，特别是在大剂量照射下，其病理变化类似于放射性骨炎，包括放射性动脉炎、纤维化以及血管阻塞。放射性骨坏死也包括骨梗死。MRI 是评价骨坏死最敏感的首选方法。骨髓水肿是最早的 MRI 异常征象，T2 加权图像呈弥漫性高信号。T1 或 T2 加权图像低信号线包绕坏死区为典型特征（图 2.9）。T2 加权图像中心坏死区的高信号对应为充血的肉芽组织，周围被成骨组织包绕[3]（图 2.10）。

不全性骨折（衰竭骨折）可以是放疗的直接并发症或是继发于放射性骨炎和骨坏死（图 2.11 和图 2.12）。这些骨折是正常应力作用在骨结构改变的骨骼上发生的，不全性骨折的影像学表现取决于损伤的程度。骨折线在液体敏感序列图像呈高信号，T1 加权图像呈低信号，T1 加权增强扫描有强化。急性骨折时，骨髓水肿常伴随在骨折线周围。对于恶性肿瘤患者，T1 加权图像的线状骨折线可有助于骨折伴随骨髓水肿与肿瘤骨髓浸润的鉴别诊断，而在 T2 加权图像二者均呈高信号[3]。X 线检查常可显示骨折线以及骨折愈合的征象。

儿童接受低至 1200 Gy 辐射剂量会影响骨骼发育成熟。儿童对辐射特别敏感的时期是儿童早期和青少年加速增长期[5]。骨的生长板受到辐射，软骨细胞生成会受到干扰，引起软骨和骨钙重吸收以及矿物质异常沉积。除了骨髓水肿和脂肪髓转换，生长板因受照射可造成干骺端硬化和磨损以及骨骺扩大[6]。在 MRI 上，生长障碍线在 T1 和 T2 加权图像表现为干骺端低信号条带影。脊柱受照射后可引起椎体高度减低、终板的扇贝样改变以及脊柱侧弯。辐射诱发的脊柱侧弯常见于青少年生长加速阶段。儿童股骨近段的辐射可增加股骨头骨骺滑脱的风险[3]（图 2.13）。几乎所有的儿童头颈部癌症幸存者都会因放疗抑制骨生长而出现颅面骨畸形[7]，同时伴有骨髓信号不同程度的变化（图 2.14）。

放疗的延迟并发症包括良性肿瘤和恶性肿瘤。良性肿瘤包括骨软骨瘤、纤维结构不良和动脉瘤样骨囊肿[8]。放疗相关性肉瘤在临床上罕见，文献报道肿瘤发生在放疗至少 3 年的照射野区，通常发生在放疗 10 年以上的患者[9]。放疗诱发性肉瘤的诊断标准由 Cahan 等学者[10] 提出，继而被 Arlen 等学者[11] 修订：肉瘤发生前放疗已至少 3 年，肉瘤发生在照射野区以及组织学表现不同于原发肿瘤。这些肉瘤通常是较大的高级别恶性肿瘤。

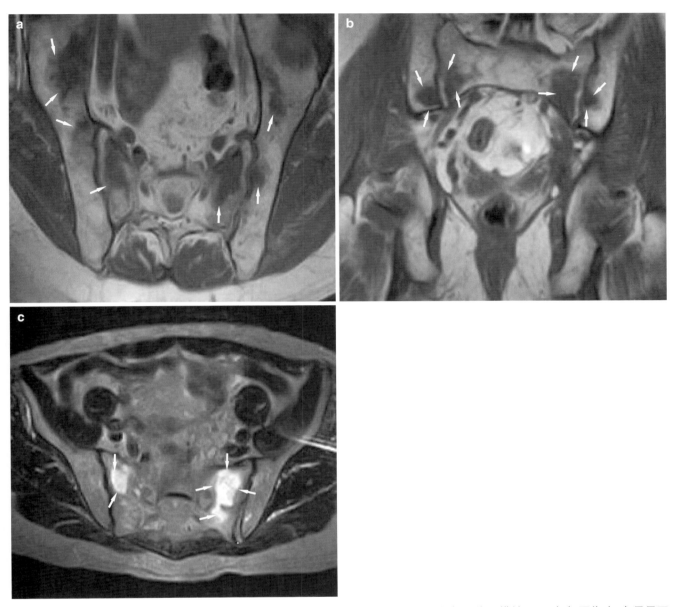

图 2.8 54 岁男性，盆腔放疗后放射性骨炎。骨盆横轴面（a）和冠状面（b）T1 加权图像、横轴面 T2 加权图像（c）显示双侧骶髂关节旁骶骨和髂骨的地图样骨髓信号异常（箭头），T1 加权图像主要呈等信号，T2 加权图像呈高信号

译者注

图 2.8 图注中 T1 加权图像应呈低信号。

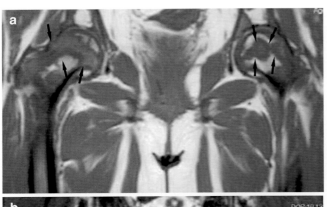

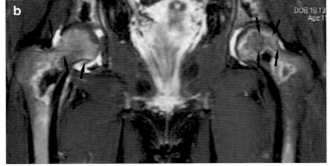

图 2.9 78 岁女性，化疗后股骨头缺血性坏死。骨盆冠状面 T1 加权图像（a）和 STIR 序列图像（b）分别显示为低信号线和高信号线（箭头）围绕的坏死区

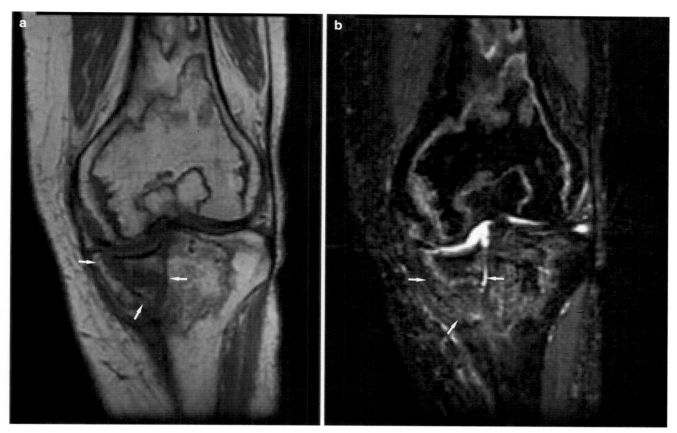

图 2.10 股骨远段和胫骨近段骨梗死的患者。膝关节冠状面 T1 加权图像（a）和 STIR 序列图像（b）分别显示为低信号线和高信号线（箭头）围绕的坏死区，以及胫骨平台软骨下塌陷和骨髓水肿

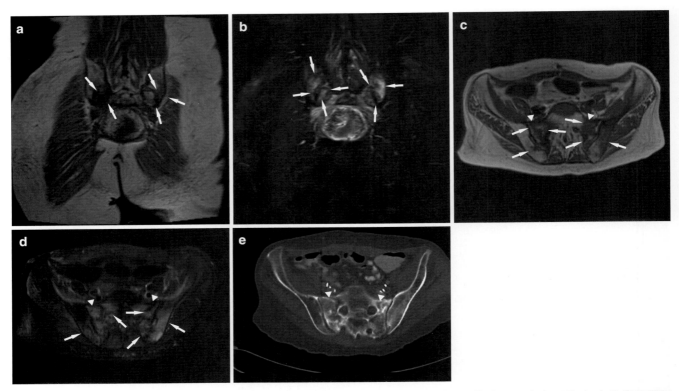

图 2.11　67 岁男性，骨盆放疗后。冠状面 T1 加权图像（a）和 STIR 序列图像（b），横轴面 T1 加权图像（c）和脂肪抑制 T2 加权图像（d）显示骨髓异常信号（箭头）。MRI 所显示的骨折线（三角形）在 CT 图像上显示更清楚（e）

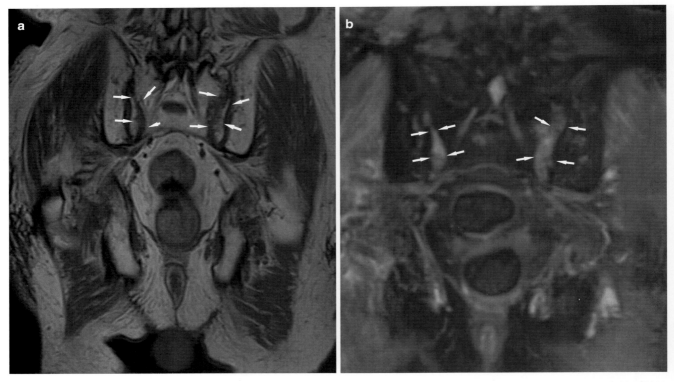

图 2.12　72 岁男性，盆腔放疗后 2 年。冠状面 T1 加权图像（a）和 STIR 序列图像（b）显示双侧骶骨翼线状不全性骨折线（箭头）平行于骶髂关节面

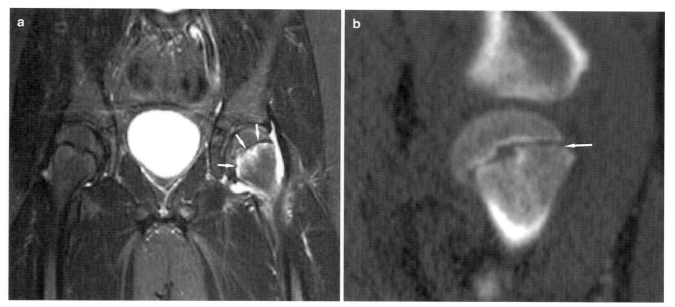

图 2.13 骨盆冠状面 STIR 序列图像（a）显示股骨头骨骺向内后侧移位（箭头），周围骨髓水肿呈高信号。髋关节矢状面 CT 图像（b）更好地显示股骨头骨骺滑脱（箭头）

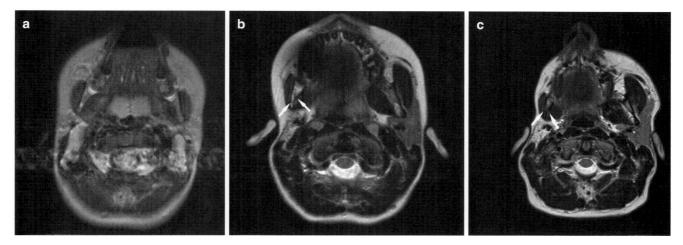

图 2.14 4 岁儿童，右侧咀嚼肌间隙横纹肌肉瘤切除和放疗后骨生长障碍。下颌骨一系列横轴面 T2 加权图像显示下颌骨髁状突生长因放疗受到抑制。2001 年手术放疗后立即复查 MRI（a）显示双侧下颌骨髁状突大小及形态对称；2006 年（b）和 2013 年（c）复查 MRI 显示右侧下颌骨髁状突较小，骨髓信号异常（箭头）

第二节 化疗

恶性血液病如白血病、淋巴瘤和多发性骨髓瘤浸润骨髓，引起正常骨髓的肿瘤取代。肿瘤浸润可引起 MRI 信号明显变化，包括 T1 弛豫时间的延长。与正常骨髓信号相比，肿瘤细胞的增多及其细胞内水含量的增加使其在液体敏感序列图像上呈现高信号。与肌肉信号比较，T1 加权图像呈低信号。肿瘤不同的负荷和分布决定了 MRI 不同的检测敏感性和信号特征[3]。骨髓抽吸、活检虽是骨髓恶性肿瘤诊断、分期和监测治疗反应的优选方法，但影像学检查是评估疾病活动情况的另外手段[12]。

化疗开始后骨髓发生病理变化，组织学变化可分为 3 个阶段。化疗开始第 1 周内，骨髓血窦扩张和通透性增加进而引起急性骨髓水肿[13]，MRI 的

T1 弛豫时间延长，在液体敏感序列图像呈高信号，T1 加权图像呈低信号（图 2.15）[14]。化疗开始后第 2 周，第 2 阶段骨髓病理变化即可发生，骨髓细胞数量减少，脂肪骨髓转换为多泡脂肪细胞[13]，MRI 的 T1 弛豫时间缩短，液体敏感序列图像信号减低，T1 加权图像信号增加[3]（图 2.16）。最后，在化疗完成时多泡脂肪细胞被单泡脂肪细胞取代。这些单泡脂肪细胞和基质细胞形成多灶性产物被认为是正常造血组织的必要条件[13]。早期骨髓逆转换在 MRI 的 T1 加权图像呈弥漫性低信号造血灶，液体敏感序列图像呈稍高信号（图 2.17）。对于恶性肿瘤患者，T1 加权增强图像有助于区别造血组织再生与肿瘤复发。恶性肿瘤组织丰富血供的特性决定了 MRI 增强扫描后明显强化。除增强扫描后明显强化表现外，骨髓内原有局限性浸润灶的增大以及新病灶的出现也有助于肿瘤复发的诊断[3]。

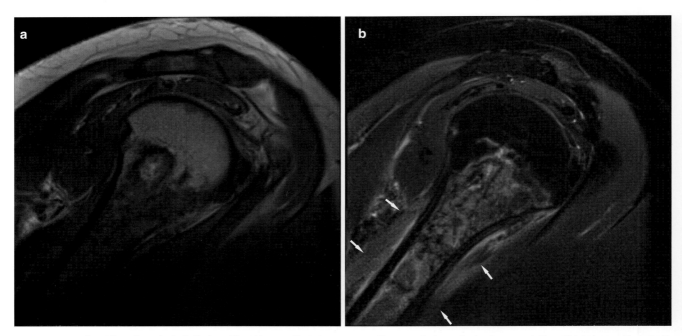

图 2.15　38 岁女性，淋巴瘤患者化疗开始后第 6 天的右肩 MRI。矢状面 T1 加权图像（a）显示肱骨近段骨髓呈不均匀低信号。矢状面脂肪抑制 T2 加权图像（b）显示骨髓呈不均匀高信号，软组织水肿和骨膜炎（箭头）

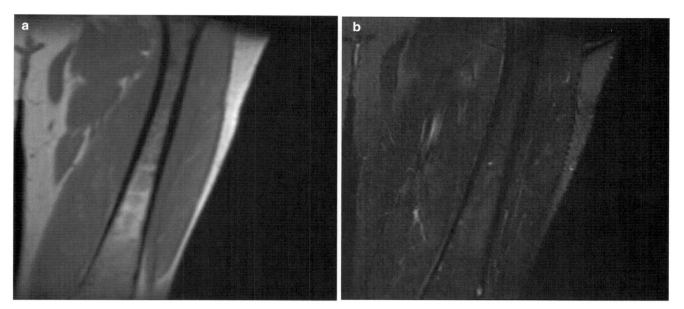

图 2.16 38 岁女性，化疗 3 周的患者。左股骨冠状面 T1 加权图像（a）显示弥漫性造血骨髓增生，在脂肪抑制 T2 加权图像（b）骨髓无相应高信号

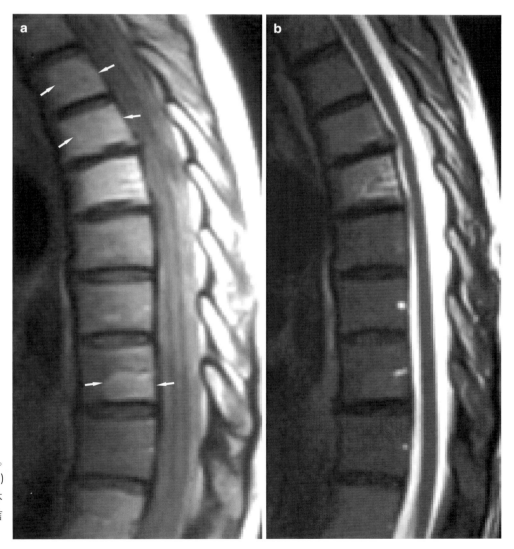

图 2.17 化疗后 1 年的患者。胸椎矢状面 T1 加权图像（a）和 T2 加权图像（b）显示椎体内散在多发局限性脂肪浸润信号（箭头）

一、淋巴瘤 / 白血病

淋巴瘤的诊断、预后和影像学特征取决于肿瘤细胞谱系及其分化程度。霍奇金淋巴瘤约占淋巴瘤的 25%。骨髓受累虽是霍奇金淋巴瘤罕见的表现，但仍有 5%~32% 患者的骨髓出现播散病灶。化疗开始后的骨髓常表现为局限性骨髓浸润病变，骨髓接近完全正常的骨髓信号（图 2.18）[15]。非霍奇金淋巴瘤更易累及骨髓，占非霍奇金淋巴瘤患者[16]的 20%~40%。

淋巴瘤化疗后骨髓的变化通常类似于白血病和骨髓瘤，最终骨髓信号接近正常化，仅残留小的异常信号病灶。有报道指出，结节硬化型霍奇金淋巴瘤化疗完成后，骨髓信号完全恢复正常，T1 加权图像呈弥漫性高信号，STIR 序列图像呈低信号，被认为是骨髓的完全脂肪转换[17]。

骨坏死（缺血性坏死）也见于淋巴瘤化疗后的患者，不要被误为肿瘤残留或复发（图 2.19），骨坏死典型 MRI 表现为蛇形异常信号影围绕脂肪信号区。

局灶性淋巴瘤化疗后的影像学表现易被误为骨坏死（图 2.20）。下肢骨会因骨质强度减弱而发生骨折，临床上虽酷似肿瘤复发，但影像学可以明确诊断（图 2.21）。

化疗在白血病患者中可产生类似的骨髓改变（图 2.22）。连续定量 MRI 检查，尽管没有被常规用于临床，但已被证明有助于监测急性淋巴细胞白血病（ALL）和急性粒细胞白血病（AML）的治疗反应。在化疗的第 2 周，AML 患者骨髓的 T1 值可增加，而 ALL 患者骨髓的 T1 值可下降。AML 患者骨髓的 T1 值增加可能与高毒性化疗引起的骨髓水肿和坏死相关[3]（图 2.23）。

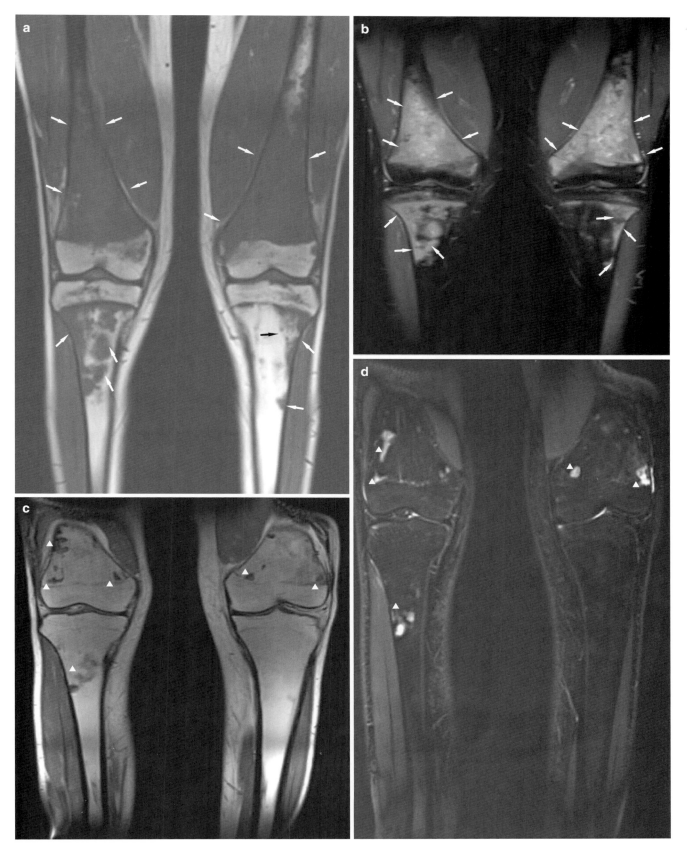

图 2.18　17 岁，弥漫性大 B 细胞淋巴瘤患者。下肢初诊时冠状面 T1 加权图像（a）和脂肪抑制 T2 加权图像（b）显示大范围的骨髓浸润，尤以双侧股骨远段骨髓浸润明显（箭头）。化疗完成后 3 个月复查 MRI 表现接近正常骨髓信号，T1 加权图像（c）和脂肪抑制 T2 加权图像（d）显示的长 T1、长 T2 异常信号小灶可能为梗死灶（三角形）

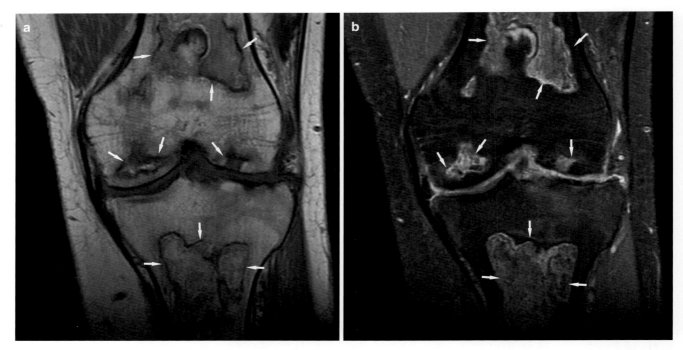

图 2.19　58 岁男性，全身淋巴瘤化疗后的患者。冠状面 T1 加权图像（a）和脂肪抑制 T2 加权图像（b）显示较大范围的蛇形异常信号（箭头），围绕中心区内可见脂肪信号，提示骨梗死

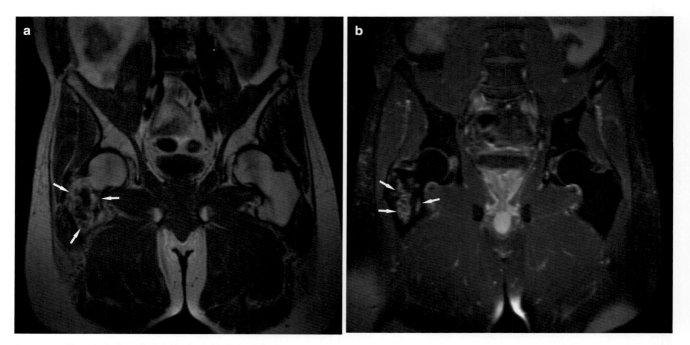

图 2.20　淋巴瘤治疗后临床缓解但瘤灶残留的患者。冠状面 T1 加权平扫图像（a）和脂肪抑制 T1 加权增强图像（b）显示蛇形低信号区，夹杂脂肪骨髓信号（箭头），增强扫描后线状强化

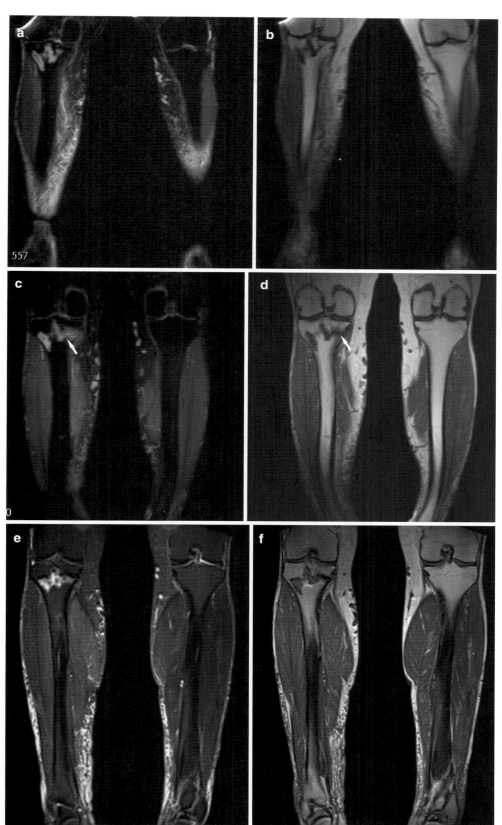

图 2.21　43 岁男性，淋巴瘤化疗后的患者。化疗完成后 6 个月时的双小腿冠状面 T1 加权图像（a）和 STIR 序列图像（b）分别显示右侧胫骨近端不规则低信号和高信号影。1 年后右膝疼痛复诊 MRI，T1 加权图像（c）显示骨折线（箭头），STIR 序列图像（d）显示骨折线周围骨髓水肿延伸至内侧骨皮质。保守治疗 11 个月后骨折不愈合，T1 加权图像（e）和 STIR 序列图像（f）显示骨折线有所增宽

译者注

　　图 2.21a、图 2.21c 和图 2.21e 均应为 STIR 序列图像。

　　图 2.21b、图 2.21d 和图 2.21f 均应为 T1 加权图像。

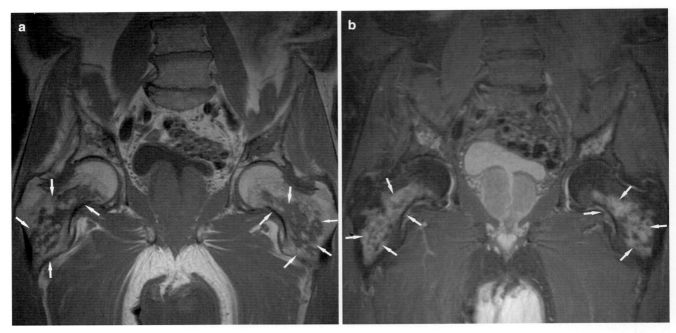

图 2.22　67 岁男性，急性粒细胞白血病完成化疗 6 个月的患者。骨盆冠状面 T1 加权图像（a）和脂肪抑制 T2 加权图像（b）显示双侧股骨近段和髋臼多发斑片状骨髓异常信号影，夹杂脂肪髓信号（箭头），提示治疗后的白血病病灶

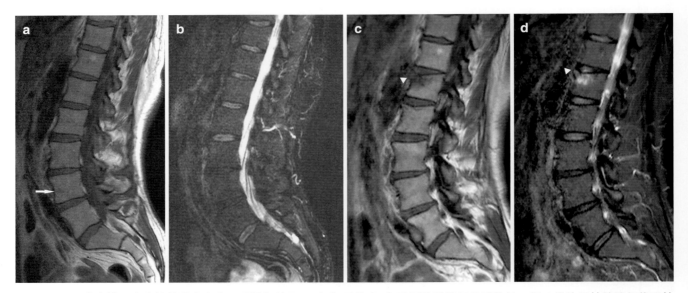

图 2.23　51 岁女性，多发性骨髓瘤患者。腰椎矢状面 T1 加权图像（a）显示弥漫性红骨髓信号，腰 4 椎体局灶性略低信号灶（箭头）。矢状面 STIR 序列图像（b）无局灶性或弥漫性信号异常。3 年后随访复查 MRI，矢状面 T1 加权图像（c）和 STIR 序列图像（d）显示腰 4 椎体局灶性病变消失，骨髓脂肪转换。另见腰 1 椎体上终板新发压缩性骨折（三角形）

二、骨髓瘤

化疗引起多发性骨髓瘤的细胞和血管减少，直至最终骨髓造血组织恢复正常。骨髓瘤化疗后骨髓再生虽然可能遵循淋巴瘤和白血病的组织学变化阶段，但其影像学特征不总是那么明确。多发性骨髓瘤在骨髓浸润可分为局灶性、弥漫性或混合性分布模式[18]。肿瘤浸润的最初分布模式以及临床反应决定了 MRI 表现特征。化疗前后使用 T1 加权图像可很好地评价治疗反应[19]（图 2.23）。对于弥漫性和混合性分布的骨髓瘤患者，临床完全缓解时肿瘤骨髓浸润通常可恢复为正常骨髓信号。对于局灶性骨髓瘤患者，即使临床完全缓解，骨髓内仍可残留异常信号，表现为 T1 加权图像低信号、T2 加权图像高信号以及增强扫描无强化或边缘强化[20]。这些局灶性异常信号灶可能代表不活跃的病变、不可逆的纤维化和骨梗死。然而，当已明确诊断的局灶性骨髓瘤演变为弥漫性骨髓瘤浸润时，提示骨髓瘤临床复发[18]。多发性骨髓瘤的骨髓浸润削弱甚至破坏正常骨小梁时即会发生不全性骨折（图 2.24）。在骨髓广泛受累的情况下，化疗开始后可伴有新发的或渐进性的压缩性骨折（图 2.25）。这些病理性骨折可能发生在软组织肿块消退后，此时承重骨小梁已受到破坏。即使骨髓信号已表现正常，压缩性骨折可在 T1 加权增强扫描后均匀强化，提示存在反应性充血。多发性骨髓瘤患者治疗过程中背部疼痛缓解后又恶化被认为是一个很好的预测新发或进行性椎体压缩性骨折的体征[18]。

淀粉样变性和骨髓纤维化也可以是多发性骨髓瘤治疗的并发症。淀粉样变性的 MRI 表现特点是骨髓 T1 加权图像和 STIR 序列图像的局灶性低信号。骨髓纤维化并不常见[21]，全部骨髓 T1 加权和 STIR 序列图像弥漫性低信号[3]（图 2.26）提示其预后较差。

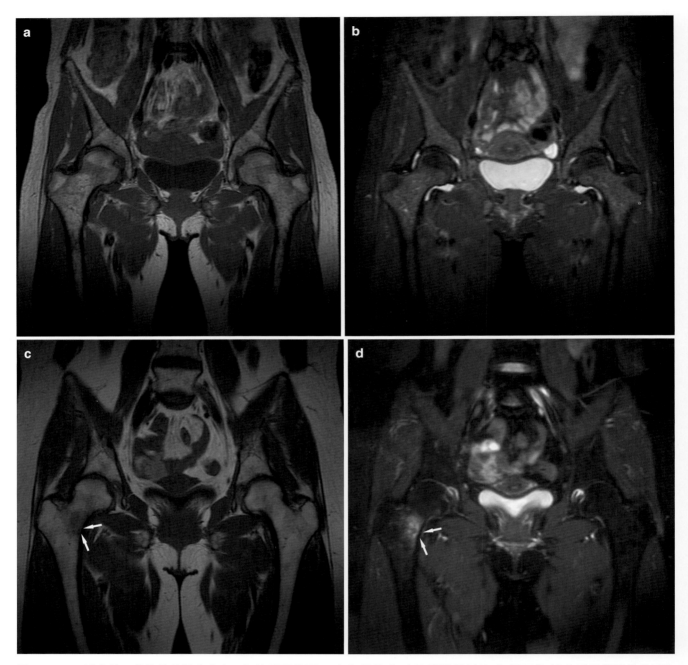

图 2.24　56 岁女性，多发性骨髓瘤患者。初诊时冠状面 T1 加权图像（a）和脂肪抑制 T2 加权图像（b）显示骨髓信号不均匀，骨髓血管弥漫性增多。2 年后患者因右髋疼痛行 MRI 检查，冠状面 T1 加权图像（c）和脂肪抑制 T2 加权图像（d）显示骨髓血管恢复正常，右股骨颈骨折但无移位（箭头），邻近骨髓水肿

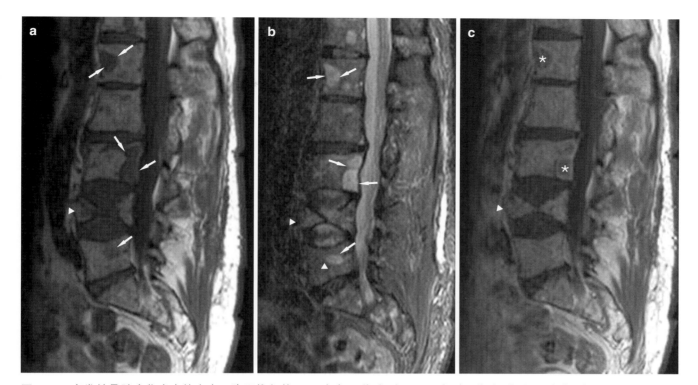

图 2.25　多发性骨髓瘤化疗中的患者。胸腰椎矢状面 T1 加权图像（a）、STIR 序列图像（b）和 T1 加权增强图像（c）显示多个椎体 T1 加权图像低信号、STIR 序列图像高信号的骨髓瘤病灶（箭头）。这些病变增强扫描后均有强化，较大病灶中央区无强化（星号）。腰 4 椎体压缩性骨折（三角形）

译者注

图 2.25b 中腰 5 椎体的三角形标注应删除。

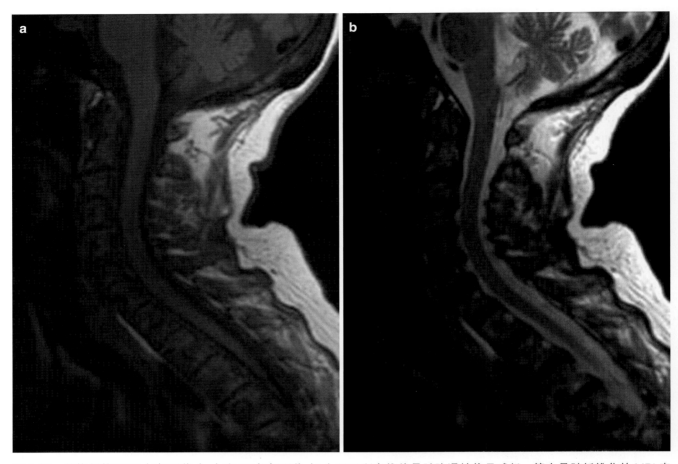

图 2.26　颈椎矢状面 T1 加权图像（a）和 T2 加权图像（b）显示所有椎体骨髓弥漫性信号减低，符合骨髓纤维化的 MRI 表现

三、G-CSF（粒系集落刺激因子）

粒系集落刺激因子（G-CSF）是一种造血生长因子，常作为化疗的辅助治疗药物来促使骨髓逆转换。G-CSF 的应用引起骨髓逆转换和血供增多，骨髓在 T1 加权图像呈低信号，T2 加权图像和 STIR 序列图像呈高信号（图 2.27）[6]。当然，对于患者的临床预后要有准确的理解，因为骨髓逆转换和肿瘤骨髓浸润可具有相同的影像学表现[22]。T1 加权图像上红骨髓的信号高于骨骼肌，这对于红骨髓的判断非常重要（图 2.28）。此外，有学者建议采用动态增强 MRI 检查来鉴别红骨髓和肿瘤性骨髓浸润，肿瘤细胞浸润的强化程度要高于正常造血性红骨髓[3]。不过，动态增强 MRI 检查技术的临床实用性较差。化疗开始后骨髓 MRI 信号明显变化的原因应归于 G-CSF 的应用（图 2.29）而不是肿瘤弥漫性骨髓浸润[23]。

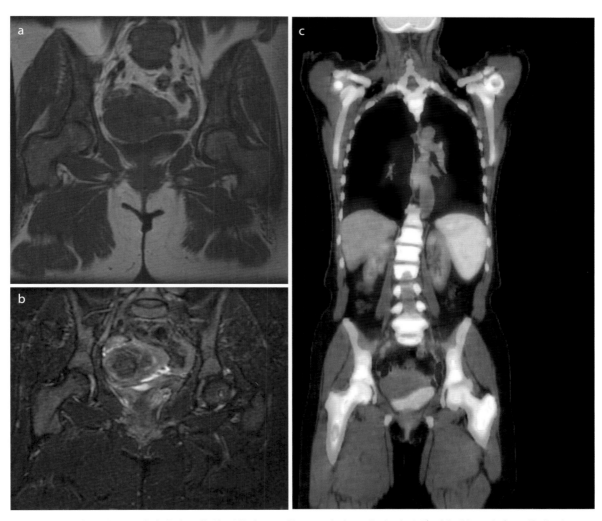

图 2.27　47 岁女性，乳腺癌患者近期接受化疗。冠状面 T1 加权图像（a）和脂肪抑制 T2 加权图像（b）显示粒系集落刺激因子治疗后所见骨骼弥漫性红骨髓信号。1 周前冠状面 PET/CT 图像（c）显示中轴骨和四肢骨骨髓弥漫性代谢活动增加

译者注

图 1.74 和图 2.27 应为同一病例。

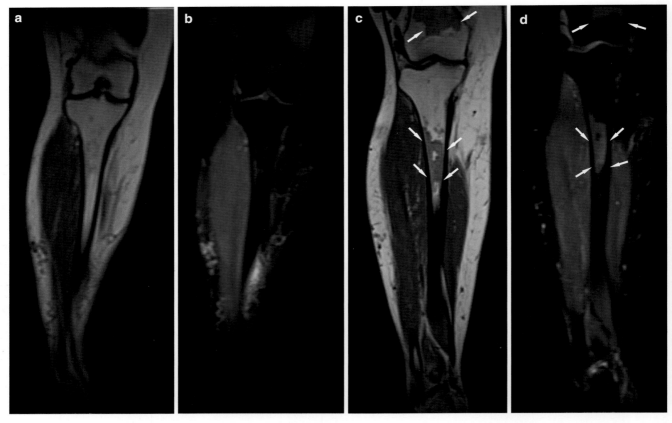

图 2.28　右小腿基线冠状面 T1 加权图像（a）和 STIR 序列图像（b）显示胫骨近段少量斑片状红骨髓。化疗 6 周后复查 MRI，T1 加权图像（c）和 STIR 序列图像（d）显示红骨髓明显增多（箭头），这与骨髓化疗方案中的粒系集落刺激因子有关

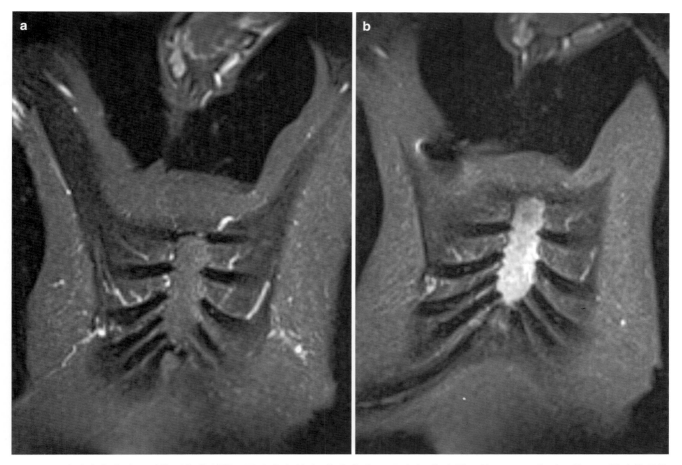

图 2.29 乳腺癌化疗（同时粒系集落刺激因子治疗）前（a）和化疗 4 周后（b）胸骨冠状面 STIR 序列图像显示骨髓信号的快速变化，这与骨髓受粒系集落刺激因子刺激而引起造血性骨髓增多有关

第三节　术后

手术后，特别是内固定去除术后经常可见术区骨髓信号改变和骨小梁变形（图 2.30）。关节置换术后的术区正常骨小梁和脂肪髓信号消失，距术区较远处可见手术扩髓引起的条状异常信号（图2.31）。在一些情况下，骨髓水肿和出血的 MRI 表现会被疑为感染或肿瘤（图 2.32）。骨髓 STIR 序列图像或 T2 加权图像高信号的小灶也可见于术区，T1 加权图像信号表现多样。髂后上棘局灶性骨髓信号异常常见于骨髓穿刺抽吸术后（图 2.33）。局灶性骨髓信号异常也见于截肢术后断端上方，可能会持续很长一段时间，MRI 增强扫描后有强化（图2.34）。骨移植供区骨髓信号也发生变化，邻近取骨术后改变通常有助于判定手术目的，如髂骨取骨用于腰椎植骨固定术（图 2.35）、桡骨远段取骨用于腕舟骨植骨术。椎体压缩性骨折常采用骨水泥填充术，术区 MRI 信号缺失（图 2.36）。软骨下成形术近期被用于治疗伴有膝关节软骨缺损的骨病变，在 X 线片或临床病史均未知的情况下易与肿瘤混淆（图 2.37）。

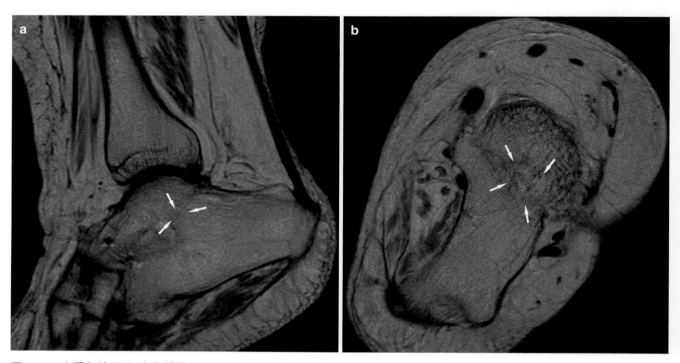

图 2.30　左踝矢状面（a）和横轴面（b）T1 加权图像显示距骨下、距舟和跟骰骨性融合区骨小梁变形（箭头）

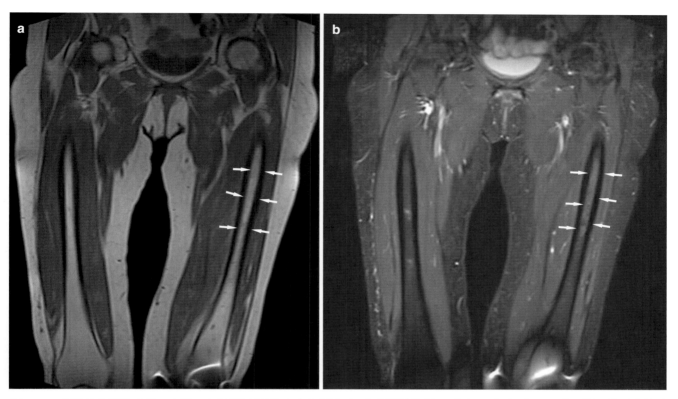

图 2.31 全膝关节置换术后 6 个月。左股骨冠状面 T1 加权图像（a）和脂肪抑制 T2 加权图像（b）显示术区较远处手术扩髓引起的条状骨髓异常信号影延伸至骨干近侧（箭头）。

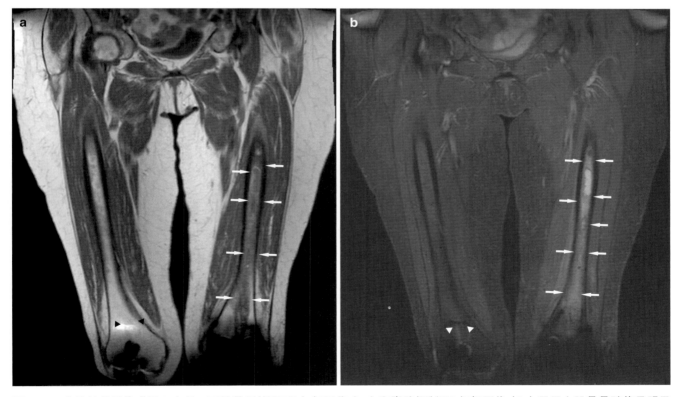

图 2.32 全膝关节置换术后 3 个月。双股骨冠状面 T1 加权图像（a）和脂肪抑制 T2 加权图像（b）显示左股骨骨髓信号明显异常，夹杂少量脂肪髓信号（箭头），符合手术扩髓相关的骨小梁中断和出血。右侧股骨远端接近关节置换区（4 年前行关节置换术）骨髓信号轻度变化（三角形）

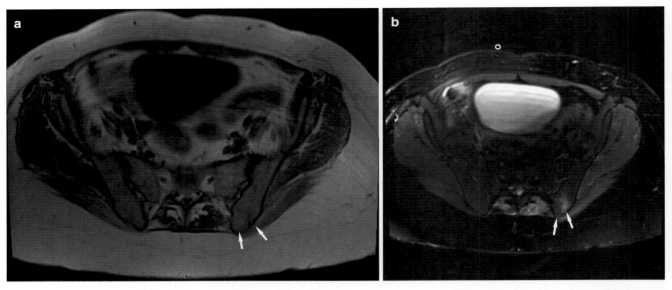

图 2.33　骨盆横轴面 T1 加权图像（a）和脂肪抑制 T2 加权图像（b）显示左髂后上棘骨髓条状异常信号，符合近期骨髓穿刺术后表现（箭头）

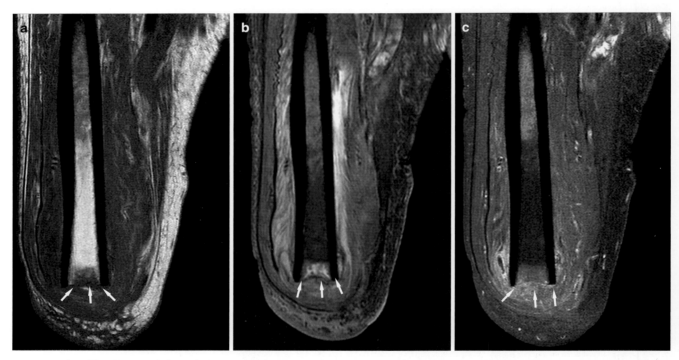

图 2.34　右股骨冠状面 T1 加权图像（a）、脂肪抑制 T2 加权图像（b）和脂肪饱和 T1 加权增强图像（c）显示截肢术后改变。截骨末端骨髓轻度水肿（箭头）及其周围软组织水肿，增强扫描后轻度强化

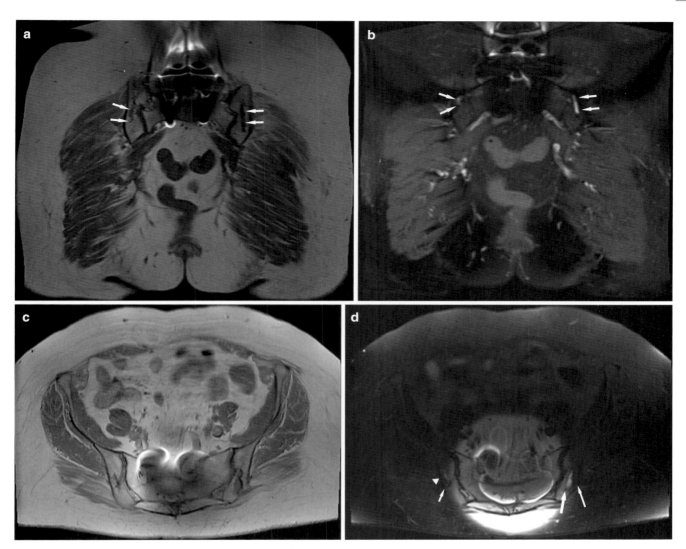

图 2.35 骨盆冠状面 T1 加权图像（a）和 STIR 序列图像（b）显示双侧髂棘骨髓条状异常信号，酷似骨折（箭头）。横轴面 T1 加权图像（c）和脂肪抑制 T2 加权图像（d）显示异常信号影延伸至骨皮质（三角形），与移植骨取骨术后相关。下腰椎金属内固定术后的磁敏感伪影有助于判断移植骨植入的部位

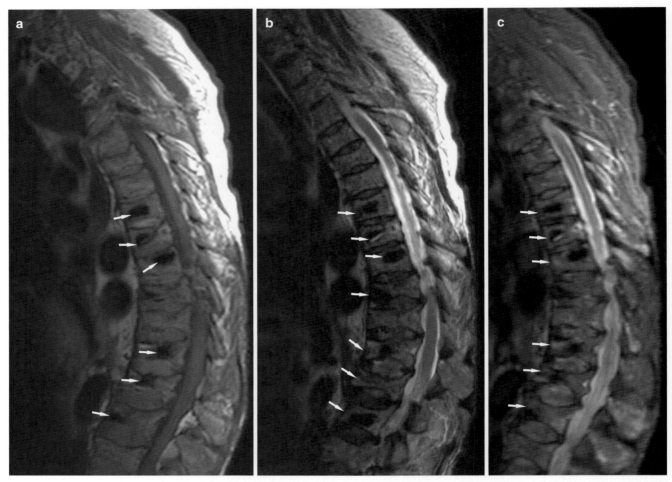

图 2.36　51 岁女性，有多发性骨髓瘤史，多个椎体后凸成形术后的患者。胸腰段脊柱矢状面 T1 加权图像（a）、T2 加权图像（b）和 STIR 序列图像（c）显示椎体多发压缩性骨折及其椎体内骨水泥填充所致的低信号灶（箭头）。另可见脊柱骨髓多发性骨髓瘤弥漫性浸润的 MRI 表现

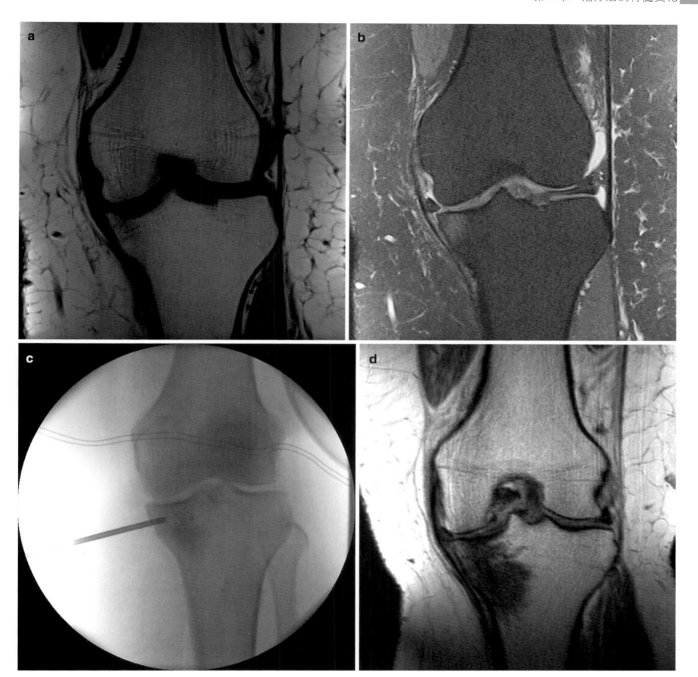

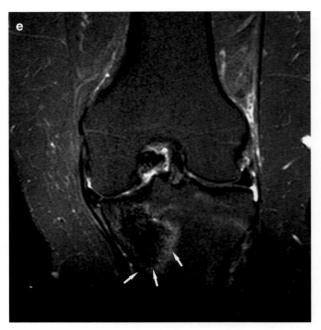

图 2.37 左膝冠状面 T1 加权图像（a）和脂肪抑制质子密度加权图像（b）显示胫骨内侧平台局灶性骨髓水肿。透视引导下骨水泥注射行软骨下成形术（c）。术后 4 个月复查 MRI，T1 加权图像（d）和 STIR 序列图像（e）显示骨水泥填充区低信号，术区周围骨髓水肿（箭头）

（Kathleen Ruchalski，Kambiz Motamedi，Leanne L. Seeger 著；高振华 译）

↗ 参考文献

[1] STEVENS S, MOORE S, KAPLAN I. Early and late bone marrow changes after irradiation: MR evaluation [J]. AJR Am J Roentgenol, 1990, 154: 745–750.

[2] OTAKE S, MAYR N, UEDA T, et al. Radiation-induced changes in MR signal intensity and contrast enhancement of lumbosacral vertebrae: do changes occur only inside the radiation therapy field? [J]. Radiology, 2002, 222: 179–183.

[3] DALDRUP-LINK H, TOBIAS H, THOMAS L. MR imaging of therapy-induced changes of bone marrow [J]. Eur Radiol, 2007, 17: 743–761.

[4] BLOMLIE V, ROFSTAD E, SKJONSBERG A, et al. Female pelvic bone marrow: serial MR imaging before, during, and after radiation therapy [J]. Radiology, 1995, 194: 537–543.

[5] MITCHELL M, LOGAN P. Radiation-induced changes in bone [J]. Radiographics, 1998, 18: 1125–1136.

[6] FLETCHER B. Effects of pediatric cancer therapy on the musculoskeletal system [J]. Pediatr Radiol, 1997, 27: 623–636.

[7] O'DONOVAN DA, YEUNG I, ZEMAN V, et al. Radiation-induced craniofacial bone growth inhibition: development of an animal model [J]. J Craniofac Surg, 2001, 12 (6): 533–543.

[8] RABIN B, MEYER J, BERLIN J, et al. Radiation-induced changes in the central nervous system and head and neck [J]. Radiographics, 1996, 16: 1055–1072.

[9] IYER R, JHINGRAN A, SAWAF H, et al. Imaging findings after radiotherapy to the pelvis [J]. AJR Am J Roentgenol, 2001, 177: 1083–1089.

[10] CAHAN WG, WOODARD HQ. Sarcoma arising in irradiated bone: report of 11 cases [J]. Cancer, 1948, 1: 3–29.

[11] ARLEN M, HIGINBOTHAM NL, HUVOS AG, et al. Radiation-induced sarcoma of bone [J]. Cancer, 1971, 28: 1087–1099.

[12] JENSEN K, SORENSEN P, THOMSEN C, et al. Magnetic resonance imaging of the bone marrow in patients with acute leukemia during and after chemotherapy [J]. Acta Radiol, 1990, 31: 361–369.

[13] GERARD E, FERRY J, AMREIN P, et al. Compositional changes in vertebral bone marrow during treatment for acute leukemia: assessment with quantitative chemical shift imaging [J]. Radiology, 1992, 183: 39–46.

[14] HWANG S, DAVID P. Magnetic resonance imaging of bone marrow in oncology, part 2 [J]. Skeletal Radiol, 2007, 36: 1017–1027.

[15] O'NEILL J, FINLAY K, JURRIAANS E, et al. Radiological manifestations of skeletal lymphoma [J]. Curr Probl Diagn Radiol, 2009, 38: 228–236.

[16] KWEE T, KWEE R, VERDONCK L, et al. Magnetic resonance imaging for the detection of bone marrow involvement in malignant lymphoma [J]. Br J Haematol, 2008, 141: 60–68.

[17] LIEN H, HOLTE H. Fat replacement of Hodgkin disease of bone marrow after chemotherapy: report of three cases [J]. Skeletal Radiol, 1996, 25: 671–674.

[18] MOULOPOULOS L, DIMOPOULOS M, ALEXANIAN R, et al. Multiple myeloma: MR patterns of response to treatment [J]. Radiology, 1994, 193: 441–446.

[19] BAUR-MELNYK A, BUHMANN S, DURR H, et al. Role of MRI for the diagnosis and prognosis of multiple myeloma [J]. Eur J Radiol, 2005, 55: 56–63.

[20] RAHMOUNI A, DIVINE M, MATHIEU D, et al. MR appearance of multiple myeloma of the spine before and after treatment [J]. AJR Am J Roentgenol, 1993, 160: 1053–1057.

[21] SUBRAMANIAN R, BASU D, DUTTA TK. Signifi cance of bone marrow fibrosis in multiple myeloma [J]. Pathology, 2007, 39 (5): 512–515.

[22] FLETCHER B, WALL J, HANNA S. Effect of hematopoietic growth factors on MR imaging of bone marrow in children undergoing chemotherapy [J]. Radiology, 1993, 189: 745–751.

[23] HARTMAN RP, SUNDARAM M, OKUNO SH, et al. Effect of granulocyte- stimulating factors on marrow of adult patients with musculoskeletal malignancies: incidence and MRI findings [J]. AJR Am J Roentgenol, 2004, 183: 645–653.

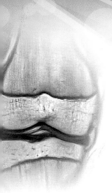

第三章 ⊙

肿瘤性骨髓浸润

骨髓可被多种肿瘤性疾病所取代，包括白血病、淋巴瘤、多发性骨髓瘤和转移瘤。以往骨髓的诊断和治疗后随访需要创伤性操作检查，如活检或抽吸。MRI 是一种很好的非创伤性诊断方法，用于评价骨髓疾病是否存在及其累及程度。

第一节　浆细胞病

多发性骨髓瘤是主要涉及骨髓的浆细胞克隆性增生的恶性肿瘤。X 线检查最为常用，用于初步诊断和随访复查，X 线表现被纳入 Durie-Salmon 分期系统[1]。X 线片上的颅骨圆形穿凿样骨质破坏是多发性骨髓瘤的特征性表现，当然也可以被 MRI 显示（图 3.1）。MRI 被认为是评估多发性骨髓瘤的金标准。近年来，全身 MRI 或 PET-MRI 已成为多发性骨髓瘤分期和随访的重要诊断方法[2]。

多发性骨髓瘤的 MRI 表现可分为 5 种[3]：正常表现、局灶性受累（病变＞5mm）（图 3.2 和图 3.3）、弥漫性均匀浸润（图 3.4 和图 3.5）、弥漫性浸润合并局灶性病变（图 3.6）以及骨髓不均匀浸润与正常脂肪髓混存（即盐和胡椒征）（图 3.7）。多发性骨髓瘤患者骨髓中浆细胞少量浸润（骨髓活检＜20% 体积）时，骨髓 MRI 可表现正常[4]。骨髓正常 MRI 信号并不能排除多发性骨髓瘤的诊断，约见于 28% 的病例[4]。在以往研究中，具有临床症状的骨髓瘤患者中骨髓 MRI 异常表现形式所占的比例如下：局灶性受累占 18%~50%，弥漫性均匀浸润占 25%~43%，盐和胡椒征占 1%~5%[4]。MRI 显示的局灶性病灶数目和弥漫性浸润与多发性骨髓

瘤患者生存率下降相关。脊柱和骨盆的 MRI 可显示多发性骨髓瘤患者中约 90% 的局灶性病变，因此，在不能进行全身 MRI 扫描的情况下可选择脊柱和骨盆进行 MRI 检查[3]。

局灶性骨髓瘤在 T1 加权图像上与骨骼肌信号相比，通常呈低或等信号（图 3.8），部分呈高信号（图 3.9）；T2 加权和 STIR 序列图像呈高信号（图 3.8）；增强扫描通常强化。骨髓瘤中骨髓血管增多是一个众所周知的征象，可在 MRI 平扫或增强图像上见到（图 3.10），表现为明显的管状结构，不要误为是局灶性病变。在病情缓解的 MRI 检查中可见骨髓血管减少。多发性骨髓瘤极少累及远端四肢骨（图 3.11）。淀粉样变性是一种已知的多发性骨髓瘤并发症，可见于髋关节（图 3.12）或盂肱关节（图 3.13）。脊柱压缩性骨折较为常见，可以是病理性的（图 3.14）或骨质疏松性的（图 3.15）。髓外骨髓瘤浸润是多发性骨髓瘤不常见的表现，可出现在多发性骨髓瘤诊断初期或疾病进展中。虽然骨髓瘤可以浸润全身任何器官，但髓外浸润最常见的部位是皮肤和软组织（图 3.16）。髓外病变的出现往往提示预后不良[5]。

骨的孤立性浆细胞瘤的诊断（图 3.17）是基于单骨孤立性病变、穿刺活检确认浆细胞浸润而缺乏骨髓浆细胞克隆性增生的证据。脊柱、骨盆和股骨近段是孤立性浆细胞瘤的常见部位。孤立性浆细胞瘤的 MRI 信号特点与多发性骨髓瘤病变相似。浆细胞瘤的局部放疗通常有效，但大多数患者最终会发展成为多发性骨髓瘤，这可能是因为先前隐匿性病变的生长。冒烟型或无症状性骨髓瘤被认为是多发

性骨髓瘤的前兆。虽然冒烟型骨髓瘤患者没有活动性多发性骨髓瘤的典型症状，如贫血、血钙增高、肾脏疾病或骨受累，但仍存在一些迹象，如骨髓中浆细胞或血液蛋白水平的升高。几乎所有冒烟型骨髓瘤进展为症状性或活动性多发骨髓瘤的中位时间为 5 年。目前，对于冒烟型骨髓瘤患者的处理标准是所谓的"观望"做法，采取临床和影像学随访直到进展为症状性多发性骨髓瘤。

意义未明的单克隆免疫球蛋白血症（MGUS）

是浆细胞病中最常见的变异类型，其特征性表现为血清或尿液中出现单克隆免疫球蛋白（M 蛋白），但不符合多发性骨髓瘤、Waldenström 巨球蛋白血症、淀粉样变性或其他淋巴组织增生性疾病的诊断标准。MGUS 患者发生骨质疏松和椎体骨折的概率要高于健康人群。MRI 能够显示 MGUS 患者中的骨质疏松性骨折以及可进展为多发性骨髓瘤的局灶性病变。

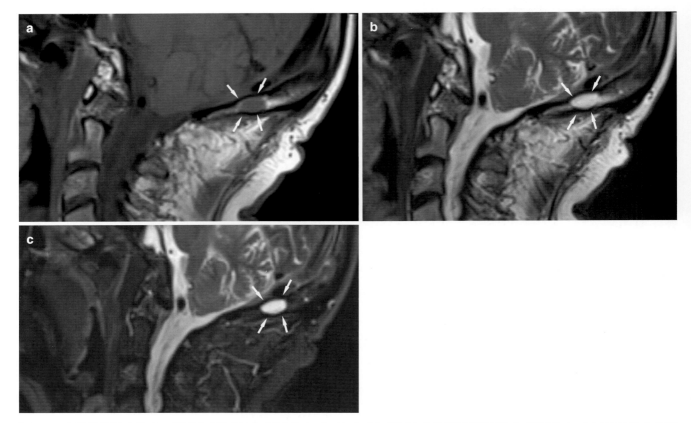

图 3.1　多发性骨髓瘤患者。颅底矢状面 T1 加权图像（a）、T2 加权图像（b）和脂肪抑制 T2 加权图像（c）显示枕骨内的卵圆形病变（箭头）

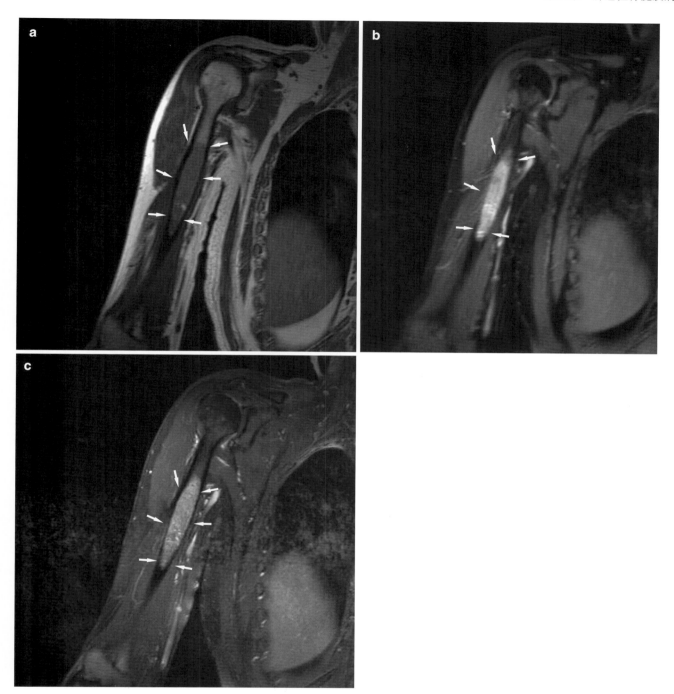

图 3.2　49 岁男性，多发性骨髓瘤患者。右肱骨冠状面 T1 加权图像（a）、STIR 序列图像（b）和脂肪饱和 T1 加权增强图像（c）显示肱骨干较大范围的骨髓瘤灶（箭头），增强扫描后均匀弥漫性强化

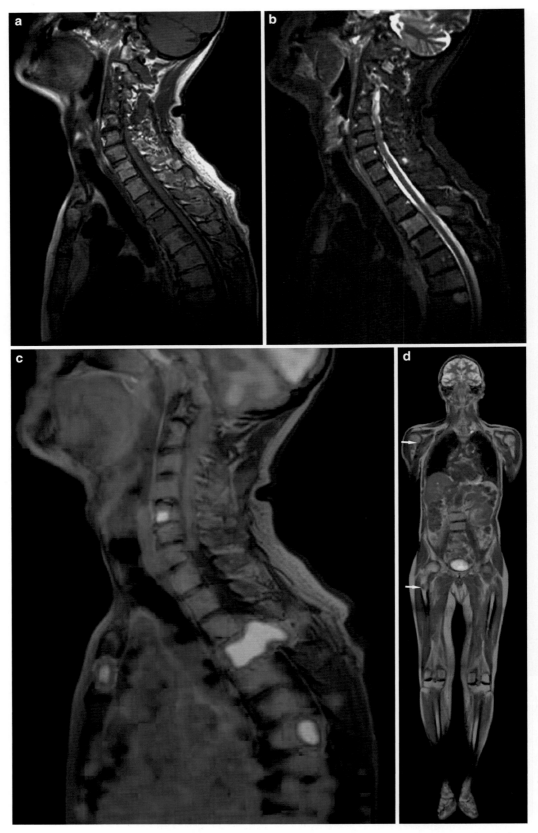

图 3.3　57 岁男性，近期诊断为多发性骨髓瘤。矢状面 T1 加权图像（a）和 STIR 序列图像（b）显示脊柱和胸骨柄多个骨髓瘤的浸润病灶。T1 加权 MRI-PET 融合图像（c）显示病变区代谢活动增加。全身冠状面 T2 加权 MRI-PET 融合图像（d）显示右股骨近段和右肱骨近段的病灶（箭头）

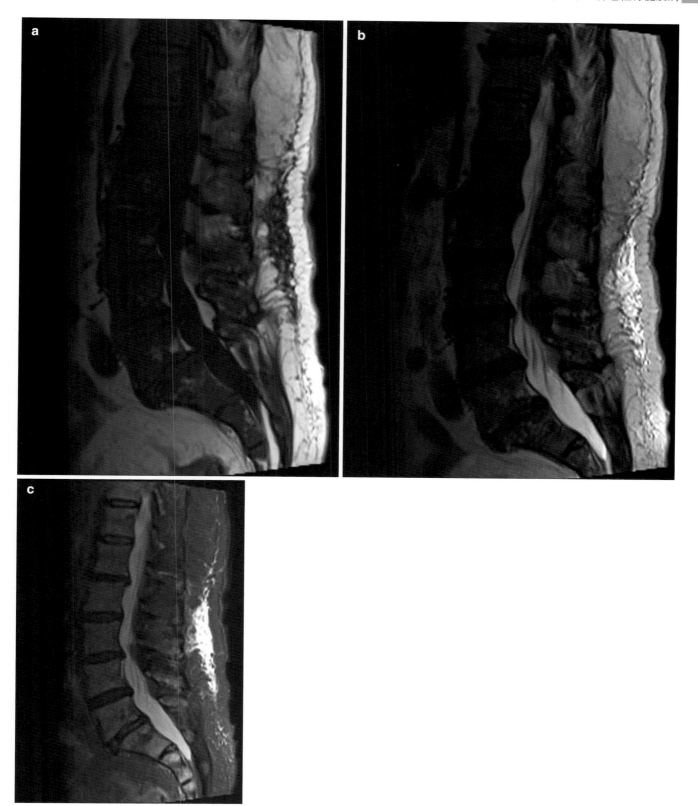

图 3.4　65 岁男性，多发性骨髓瘤患者。矢状面 T1 加权图像（a）、T2 加权图像（b）和 STIR 序列图像（c）显示骨髓瘤弥漫性浸润和少量散在斑片状脂肪髓信号

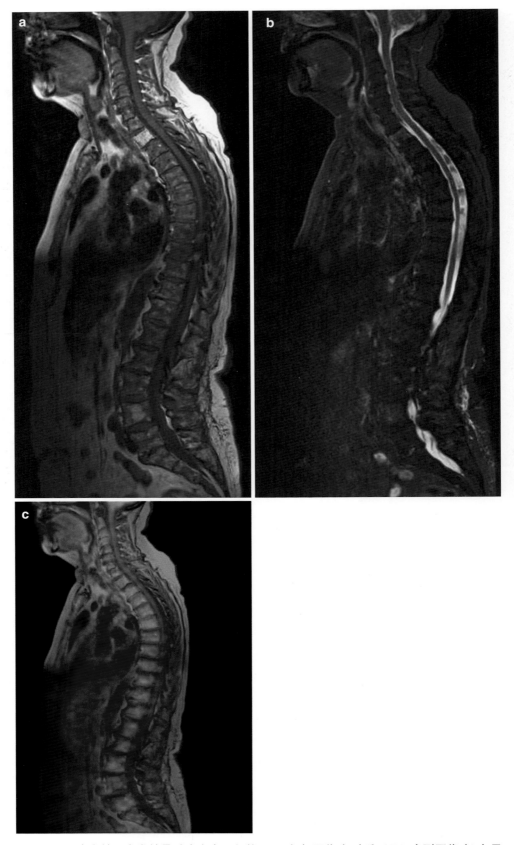

图 3.5　89 岁女性，多发性骨髓瘤患者。矢状面 T1 加权图像（a）和 STIR 序列图像（b）显
示弥漫性骨髓浸润。胸 2 和腰 4 椎体内脂肪信号影符合血管瘤表现。矢状面 T1 加权 MRI-
PET 融合图像（c）显示除胸 2 和腰 4 椎体血管瘤以外的脊柱骨髓弥漫性代谢活动增加

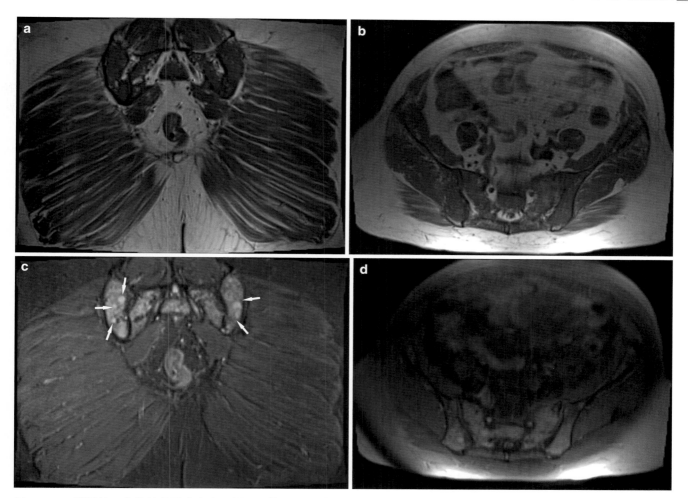

图 3.6　65 岁男性，多发性骨髓瘤患者。骨盆冠状面 T1 加权图像（a）和横轴面 T1 加权图像（b）显示弥漫性骨髓浸润。冠状面 STIR 序列图像（c）和横轴面 T2 加权图像（d）显示多个小病灶（箭头），T1 加权图像因弥漫性骨髓浸润而难以显示

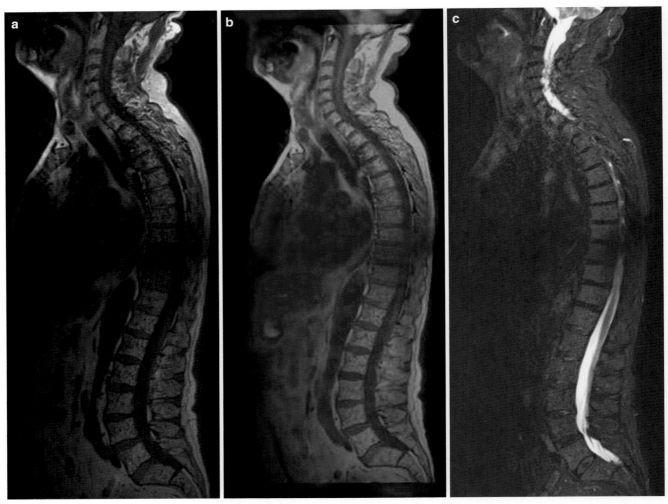

图 3.7 80 岁男性，近期诊断为多发性骨髓瘤。矢状面 T1 加权图像（a）显示脂肪髓背景下的数不清的微小瘤灶，呈现盐和胡椒征。T1 加权 MRI-PET 融合图像（b）显示这些微小瘤灶轻度代谢活动增加。矢状面 STIR 序列图像（c）很难显示这些微小瘤灶

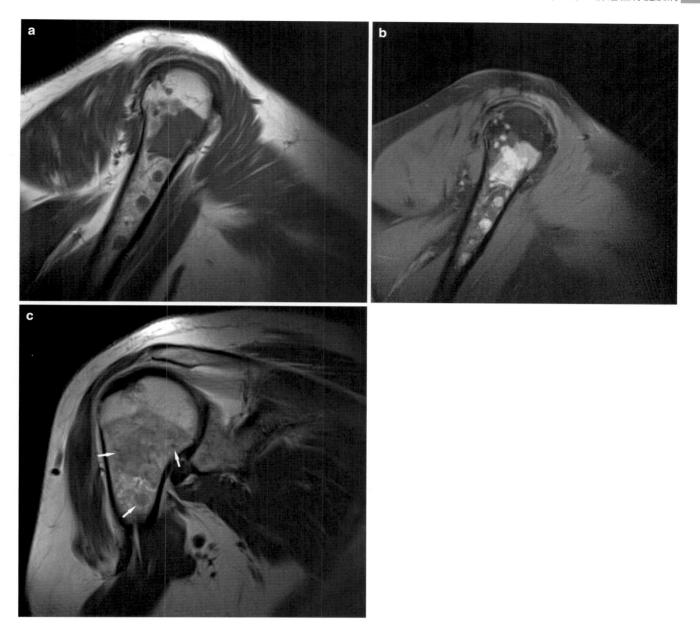

图 3.8 61 岁男性，多发性骨髓瘤患者。肱骨矢状面 T1 加权图像（a）显示与骨骼肌信号相比，肱骨骨髓内多发大小不同的病灶呈低信号。矢状面脂肪抑制 T2 加权图像（b）显示这些病变呈高信号。冠状面非脂肪抑制 T2 加权图像（c）显示这些病变欠佳（箭头）

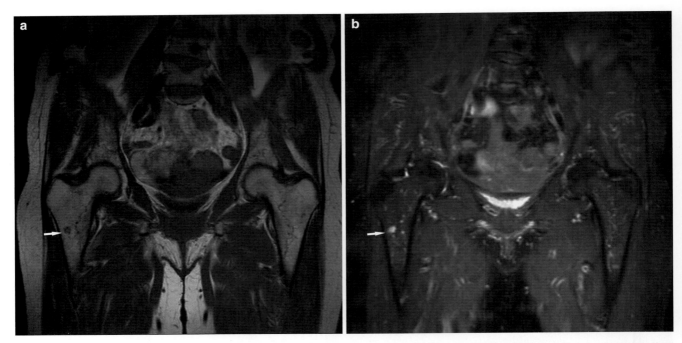

图 3.9　74 岁女性，多发性骨髓瘤患者。冠状面 T1 加权图像（a）显示右股骨转子下区局灶性骨髓瘤（箭头），与骨骼肌信号相比呈稍高信号。冠状面 STIR 序列图像（b）显示该病灶呈高信号。骨髓内血管增多是多发性骨髓瘤的典型征象

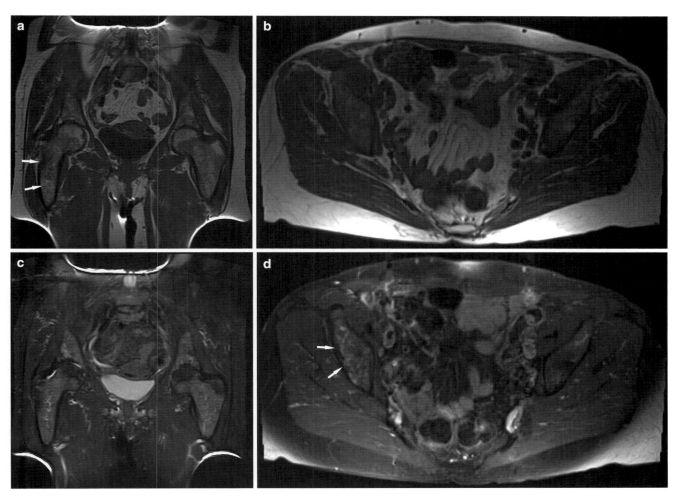

图 3.10　72 岁女性，多发性骨髓瘤患者。骨盆冠状面 T1 加权平扫图像（a）和横轴面 T1 加权平扫图像（b）显示明显的红骨髓信号，无孤立性病变。冠状面 STIR 序列图像（c）和横轴面脂肪抑制 T1 加权增强图像（d）显示骨髓血管明显增多，尤其以右侧为著（箭头）

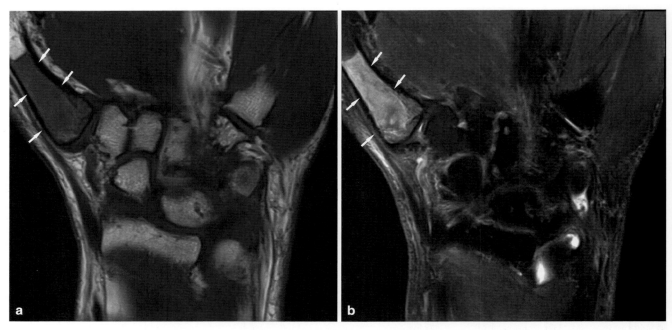

图 3.11　70 岁男性，多发性骨髓瘤患者。左腕冠状面 T1 加权图像（a）和脂肪抑制 T2 加权图像（b）显示第一掌骨较大的骨髓瘤浸润灶（箭头）

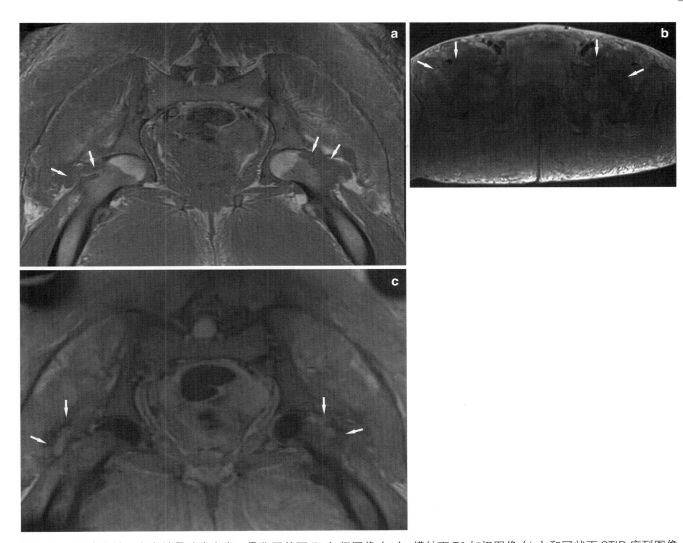

图 3.12　49 岁女性，多发性骨髓瘤患者。骨盆冠状面 T1 加权图像（a）、横轴面 T2 加权图像（b）和冠状面 STIR 序列图像（c）显示明显的骨髓异常信号和双侧髋关节内的低信号肿块，邻近股骨颈外侧受肿块侵蚀破坏。髋关节内的肿块在所有序列图像均表现为低信号，符合淀粉样蛋白沉积改变（箭头）

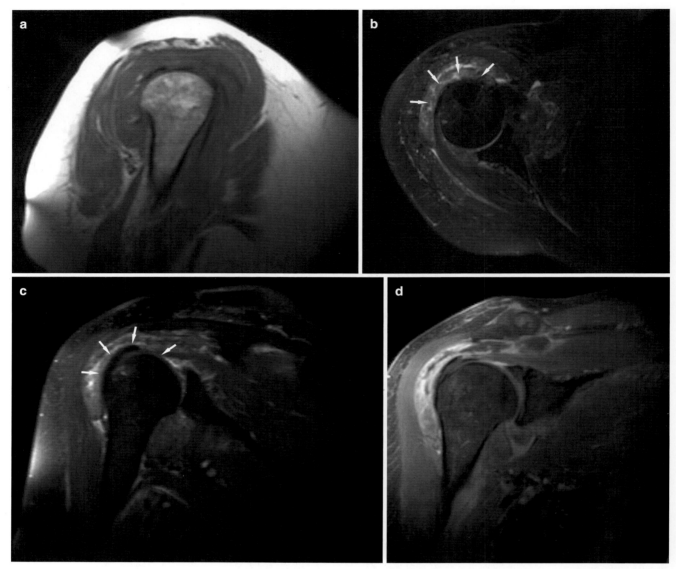

图 3.13　52 岁女性，多发性骨髓瘤患者，右肩疼痛。矢状面 T1 加权图像（a）显示骨髓信号不均匀伴多发微小瘤灶。横轴面脂肪抑制 T2 加权图像（b）和冠状面脂肪抑制 T2 加权图像（c）显示腋窝囊和肩峰下—三角肌滑囊的较大肿块，以低信号为主（箭头）。脂肪抑制 T1 加权增强图像（d）显示周围滑膜强化，活检病理为淀粉样蛋白沉积

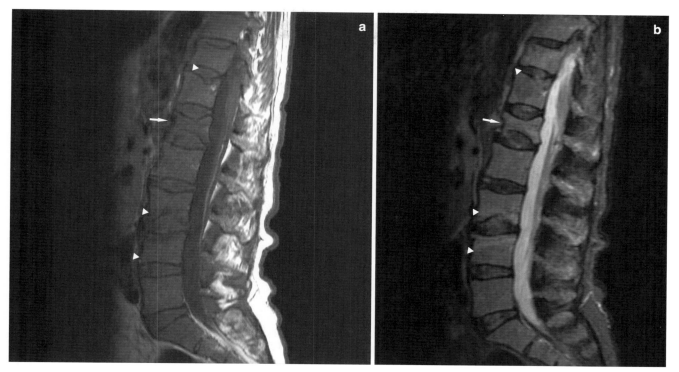

图 3.14　71 岁女性，多发性骨髓瘤患者。矢状面 T1 加权图像（a）和 STIR 图像（b）显示弥漫性骨髓浸润和腰 1 椎体病理性压缩骨折（箭头）。胸 12、腰 3 和腰 4 椎体轻度压缩变形（三角形）

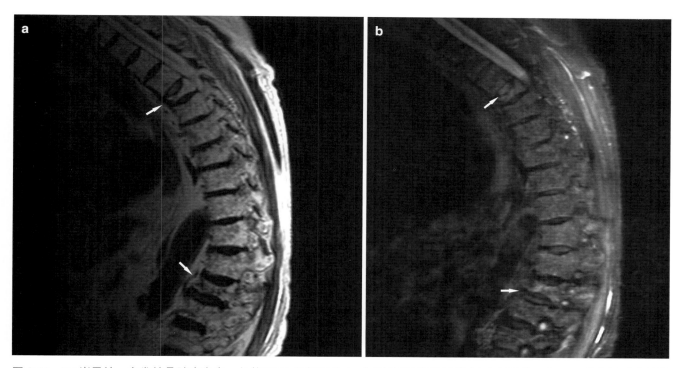

图 3.15　68 岁男性，多发性骨髓瘤患者。矢状面 T1 加权图像（a）和 STIR 序列图像（b）显示胸 5 和腰 1 椎体骨质疏松性压缩骨折（箭头）和轻度骨髓水肿，未见局灶性骨髓瘤

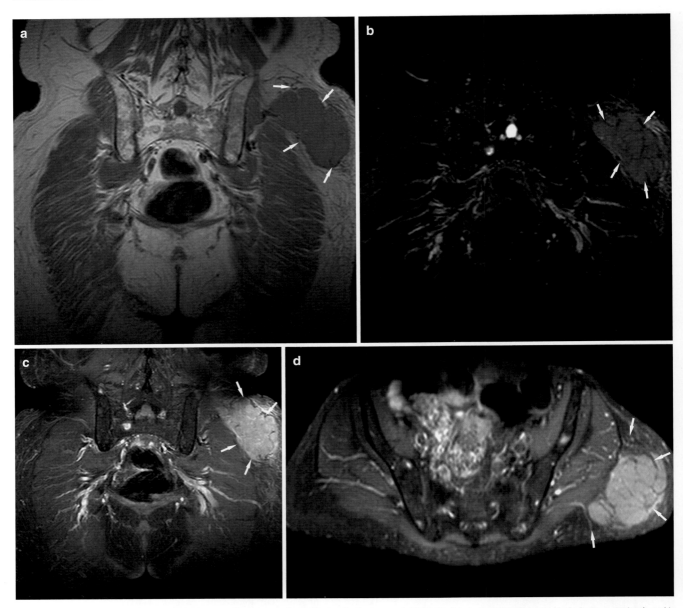

图 3.16　61 岁，多发性骨髓瘤患者。冠状面 T1 加权图像（a）和 STIR 序列图像（b）显示骨髓浸润性病变和左臀部皮下较大的分叶状肿块（箭头）。脂肪饱和 T1 加权增强后冠状面（c）和横轴面（d）图像显示肿块弥漫性强化（箭头）。影像引导下活检病理为髓外多发性骨髓瘤

译者注

　　图 3.16c 和图 3.16d 应为增强图像。

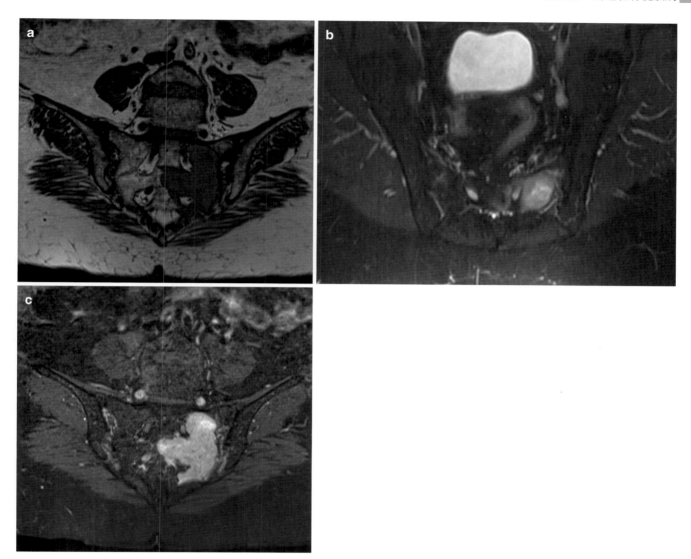

图 3.17　70 岁女性，腰背疼痛。冠状面 T1 加权图像（a）显示左侧骶骨翼和骶骨体低信号的骨髓浸润病变。横轴面脂肪抑制
T2 加权图像（b）和冠状面 STIR 序列图像（c）显示病灶呈高信号。冠状面脂肪饱和 T1 加权增强图像显示病变弥漫性强化。
影像引导下穿刺活检病理为浆细胞瘤。该患者诊断为浆细胞瘤 1 年后发展成多发性骨髓瘤

第二节　淋巴瘤

　　淋巴瘤是起源于淋巴细胞的恶性肿瘤，分为两类：霍奇金淋巴瘤与非霍奇金淋巴瘤。骨淋巴瘤通常是继发于其他部位的播散灶，偶尔为原发结外淋巴瘤。骨恶性淋巴瘤约占所有骨恶性肿瘤的 7%，结外淋巴瘤的 5%[6]。肌肉骨骼系统的淋巴瘤通常

分为四种亚型：原发性骨淋巴瘤、多发性原发性骨淋巴瘤、淋巴瘤诊断后 6 个月内骨和骨髓浸润、淋巴瘤诊断 6 个月后骨和骨髓浸润[7]。在非霍奇金淋巴瘤患者中，骨和骨髓受累更常见（图 3.18）。霍奇金淋巴瘤患者中骨髓受累罕见，仅占 4%~14%的患者[8]（图 3.19）。MRI 可用于检测局灶性骨病变、监测治疗效果以及评价淋巴瘤患者骨髓的整体状况。

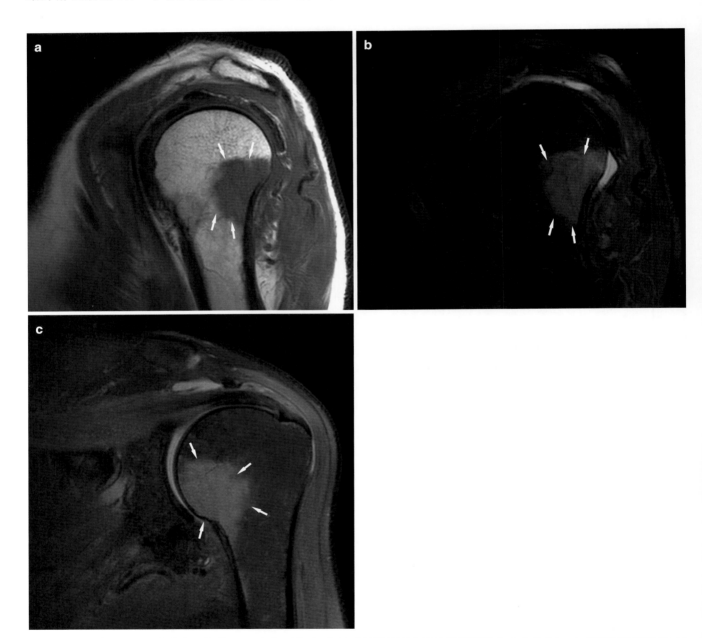

图 3.18　63 岁男性，左肩疼痛。矢状面 T1 加权图像（a）显示肱骨头颈内侧骨髓浸润性病变（箭头）。矢状面脂肪抑制 T2 加权图像（b）和冠状面脂肪抑制 T2 加权图像（c）显示病灶呈高信号（箭头）。影像引导下穿刺活检病理为原发性非霍奇金淋巴瘤

当临床医生疑似淋巴瘤患者的骨髓异常，骨髓信号的比较以及邻近骨骼肌的信号至关重要。新生儿期以后的患者 T1 加权图像出现广泛或局灶性低于骨骼肌的信号时，应该怀疑肿瘤浸润所致（图 3.20）。骨髓肿瘤性浸润的认识非常重要，骨髓浸润的出现使临床分期提高至 Ⅳ 期，大多数患者的治疗方案因此要相应进行修正。淋巴瘤在增强扫描后强化较常见，肿瘤较大时中央出现坏死而不强化（图 3.21）。淋巴瘤穿透骨皮质进入周围软组织而无明显

的骨皮质缺损并不少见（图 3.22）。原发性骨淋巴瘤通常发生于长骨，尤其以股骨、胫骨和肱骨的骨干—干骺端多见[7]，骨盆、肩胛骨、肋骨和椎体等中轴骨受累较少见。多灶性原发性骨淋巴瘤可以累及中轴骨和四肢骨，通常累及股骨远段、胫骨近段和脊柱。继发性骨淋巴瘤通常累及中轴骨，包括脊柱、骨盆（图 3.23）、颅骨、肋骨和颅面骨[7]，软组织肿块常较大（图 3.24）。淋巴瘤弥漫性骨髓浸润时，通常要与白血病鉴别（图 3.25）。

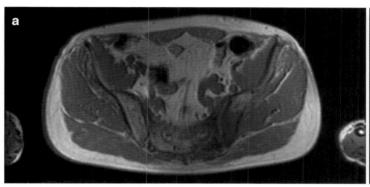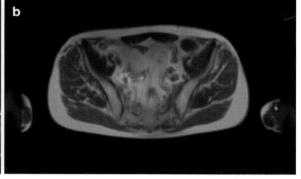

图 3.19　69 岁女性，霍奇金淋巴瘤患者。骨盆横轴面 T1 加权图像（a）显示左侧骶髂关节旁骶骨和髂骨低信号的骨髓浸润性病灶。横轴面 T2 加权 MRI-PET 融合图像（b）显示病灶代谢活动明显增加

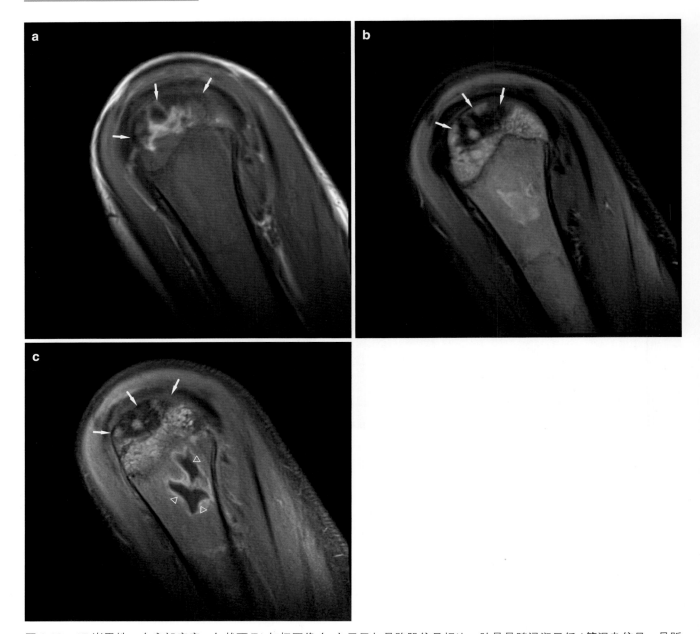

图 3.20　17 岁男性，右肩部疼痛。矢状面 T1 加权图像（a）显示与骨骼肌信号相比，肱骨骨髓浸润呈低 / 等混杂信号，骨骺内脂肪信号大部分消失（箭头）。矢状面脂肪抑制 T2 加权图像（b）显示骨髓浸润呈稍高信号。矢状面脂肪抑制 T1 加权增强图像（c）显示肱骨颈病灶边缘强化，中心不强化（三角形），影像引导下活检病理为非霍奇金淋巴瘤

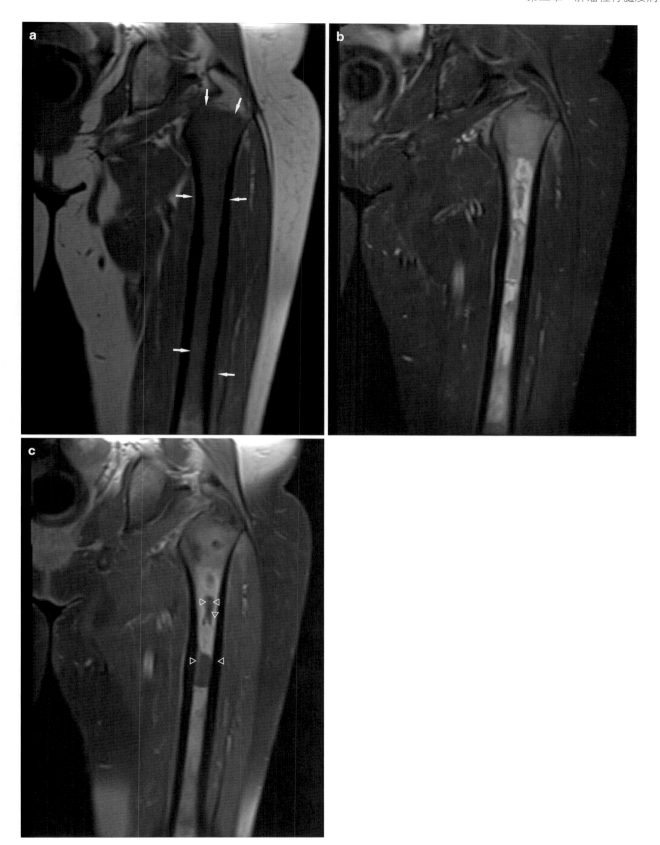

图 3.21　64 岁女性，非霍奇金淋巴瘤患者。左侧股骨冠状面 T1 加权图像（a）显示较大范围的淋巴瘤浸润所致的均匀低信号（箭头）。冠状面脂肪抑制 T2 加权图像（b）显示淋巴瘤浸润信号不均，中央呈低信号，周围呈高信号。冠状面脂肪抑制 T1 加权增强图像（c）显示病变不均匀强化，中央不强化区提示坏死（三角形）

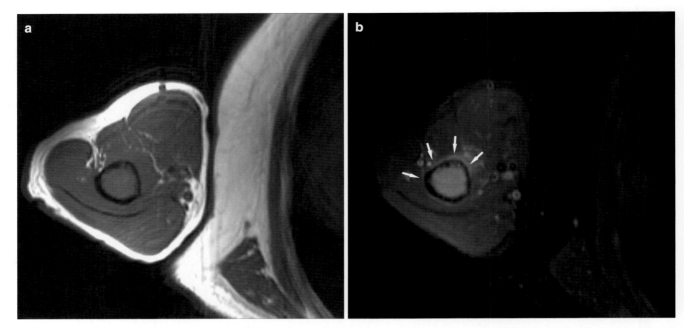

图 3.22　83 岁女性，弥漫性大 B 细胞淋巴瘤患者。右肱骨横轴面 T1 加权图像（a）和脂肪抑制 T2 加权图像（b）显示肱骨淋巴瘤骨髓浸润。脂肪抑制 T2 加权图像清晰显示骨皮质渗透性破坏和前方较小的软组织肿块（箭头）

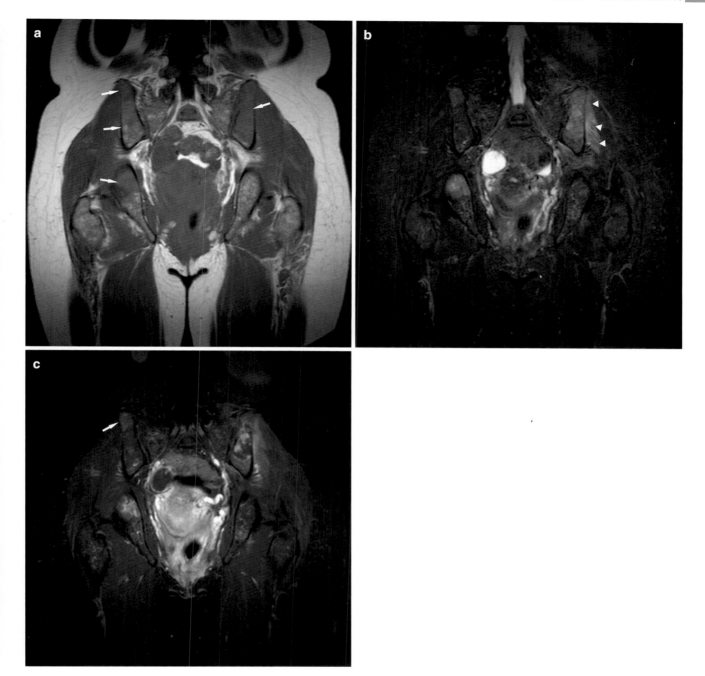

图 3.23 49 岁女性，B 细胞非霍奇金淋巴瘤患者。骨盆冠状面 T1 加权图像（a）、脂肪抑制 T2 加权图像（b）和脂肪抑制 T1 加权增强图像（c）显示多处淋巴瘤骨髓浸润及其异常强化灶（箭头）。左髂嵴外软组织浸润受累（三角形）

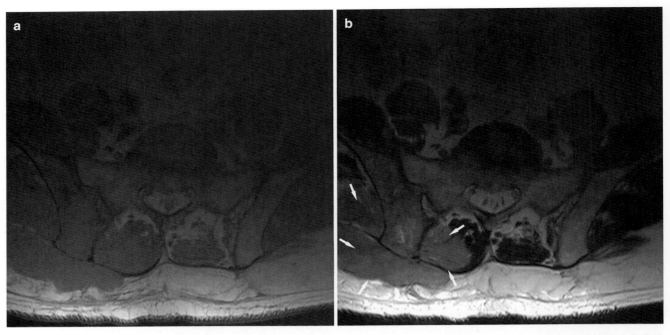

图 3.24　61 岁，弥漫性大 B 细胞淋巴瘤患者。骨盆横轴面 T1 加权图像（a）和 T2 加权图像（b）显示右髂后棘淋巴瘤骨髓浸润及其周围的巨大软组织肿块（箭头）

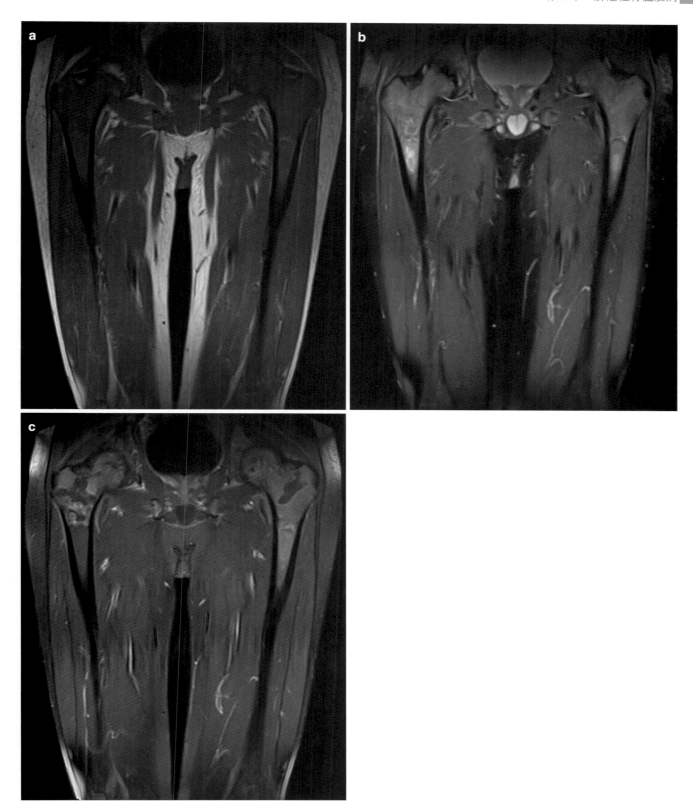

图 3.25 19 岁男性，身体虚弱、体重减轻。双侧股骨冠状面 T1 加权图像（a）、脂肪抑制 T2 加权图像（b）和脂肪饱和 T1 加权增强图像（c）显示骨髓弥漫性浸润，增强扫描后不均匀强化。影像引导下活检病理为弥漫性大 B 细胞淋巴瘤

第三节　白血病

白血病是一组白细胞异常的骨髓肿瘤，根据自然病程可分为急性或慢性白血病，根据其细胞起源可分为粒细胞性或淋巴细胞性白血病。

众所周知，MRI 对白血病骨髓浸润的显示非常敏感[9]。弥漫性骨髓浸润是白血病的典型 MRI 表现（图 3.26），但不具有诊断特异性，因为这种弥漫性骨髓浸润模式还可见于诸如淋巴瘤等其他系统性疾病。另外，弥漫性骨髓浸润的 MRI 判断较为困难，尤其对于富含造血性骨髓的小儿患者。T1 加权图像的骨髓信号应与邻近骨骼肌信号相比较。除新生儿外，其他年龄阶段的造血性骨髓信号强度要高于骨骼肌。新生儿期以后的骨髓信号低于骨骼肌时，应怀疑为弥漫性骨髓浸润性肿瘤所致，如白血病（图 3.27）。在 T2 加权图像和 STIR 序列图像上，急性白血病骨髓浸润常呈高信号（图 3.28），慢性白血病骨髓浸润多呈等或低信号（图 3.29）。在 MRI 增强扫描图像上，急性白血病骨髓浸润一般有强化，无强化区为坏死（图 3.27）。

急性白血病治疗过程中的效果评价需要一系列连续的骨髓活检，MRI 现已成为无创性评估治疗后骨髓情况的重要方法，可检测新发病灶或受累区的恢复。像淋巴瘤的骨髓浸润一样，白血病细胞穿透骨皮质侵犯骨外软组织而无明显骨皮质缺损。急性白血病患者的局部复发可以"绿色瘤"或"粒细胞肉瘤"形式出现，相应 MRI 表现为局限性骨髓浸润伴或不伴有软组织侵犯（图 3.30）。绿色瘤多发生在急性粒细胞白血病治疗过程中，也可见于急性淋巴细胞白血病患者（图 3.31）。

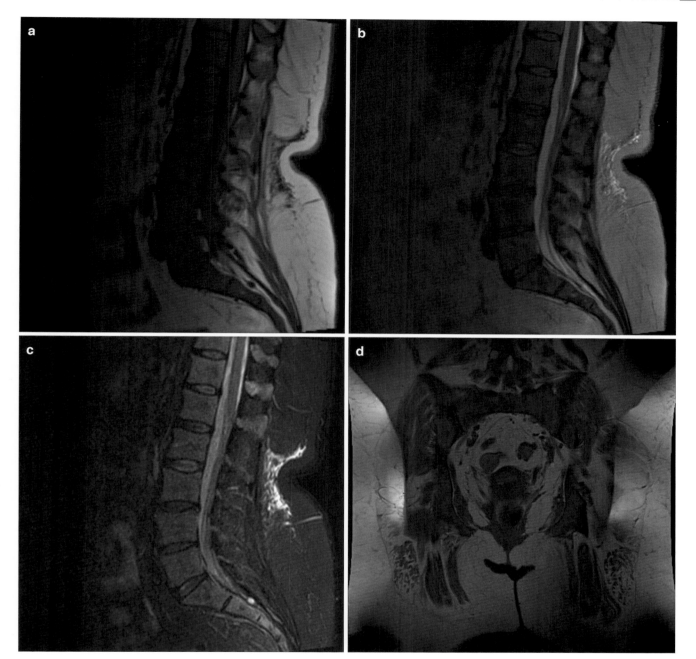

图 3.26　52 岁女性，急性淋巴细胞白血病患者。腰椎矢状面 T1 加权图像（a）显示腰椎弥漫性白血病骨髓浸润。腰椎矢状面 T2 加权图像（b）和 STIR 序列图像（c）较难显示骨髓信号异常。骨盆冠状面 T1 加权图像（d）显示骨盆骨髓弥漫性浸润

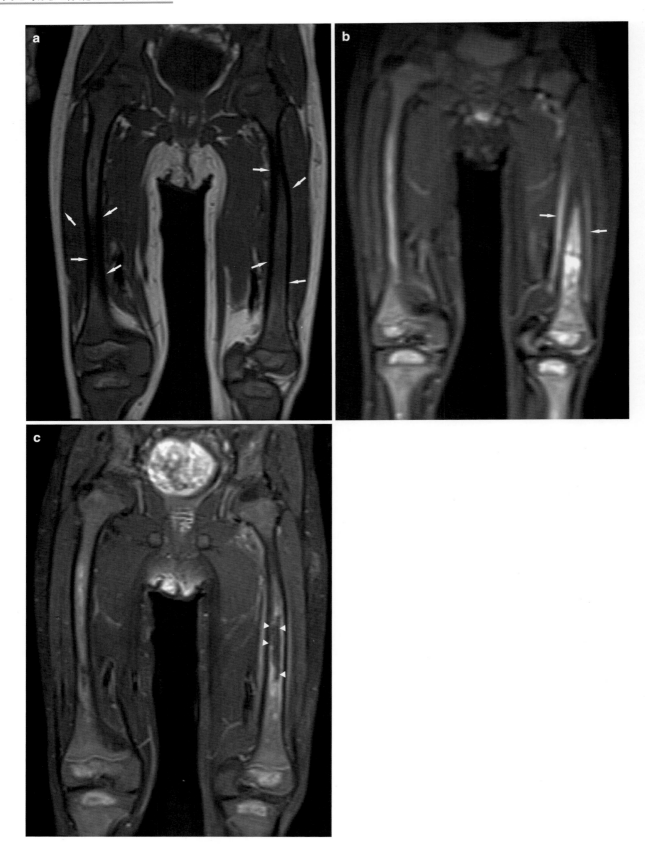

图 3.27　3 岁男孩，生长障碍。双侧股骨冠状面 T1 加权图像（a）显示弥漫性骨髓异常，尤以股骨远侧骨干明显（箭头），其信号强度似乎低于骨骼肌信号。冠状面脂肪抑制 T2 加权图像（b）显示 T1 加权图像上对应的异常信号区呈弥漫性高信号，左股骨周围可见骨膜炎（箭头）。脂肪饱和 T1 加权增强图像（c）显示左侧股骨干内较大的无强化区（三角形），提示为骨坏死。骨髓穿刺病理为急性粒细胞白血病

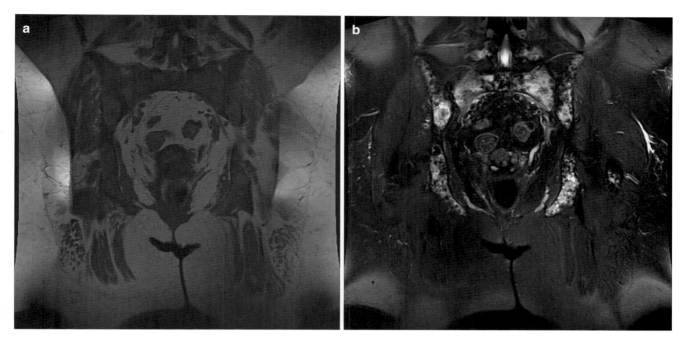

图 3.28　49 岁女性，急性淋巴细胞白血病患者。骨盆冠状面 T1 加权图像（a）显示白血病弥漫性浸润整个骨盆的骨髓，骨盆冠状面脂肪抑制 T2 加权图像（b）显示异常骨髓呈明显高信号。

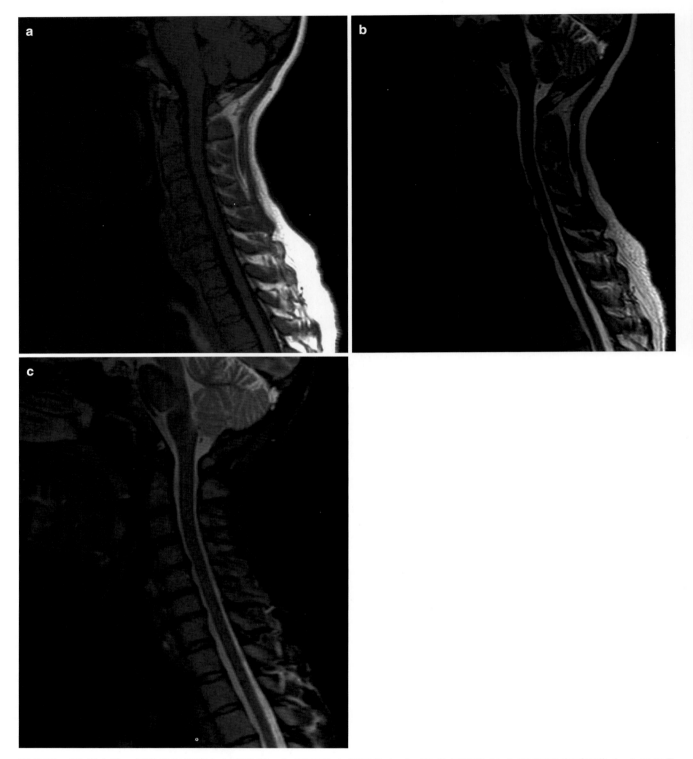

图 3.29　56 岁女性，慢性淋巴细胞白血病患者。矢状面 T1 加权图像（a）、T2 加权图像（b）和 STIR 序列图像（c）显示骨髓弥漫性低信号

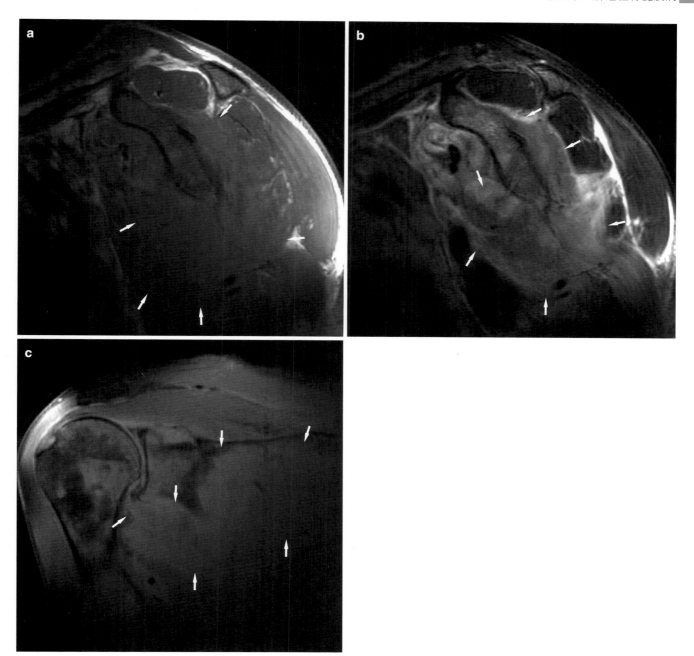

图 3.30　59 岁男性，有急性粒细胞白血病治疗史，肩部疼痛。矢状面 T1 加权图像（a）、T2 加权图像（b）和冠状面脂肪抑制质子密度加权图像（c）显示肩胛骨骨髓浸润和巨大软组织肿块（箭头）。肿块活检病理为绿色瘤

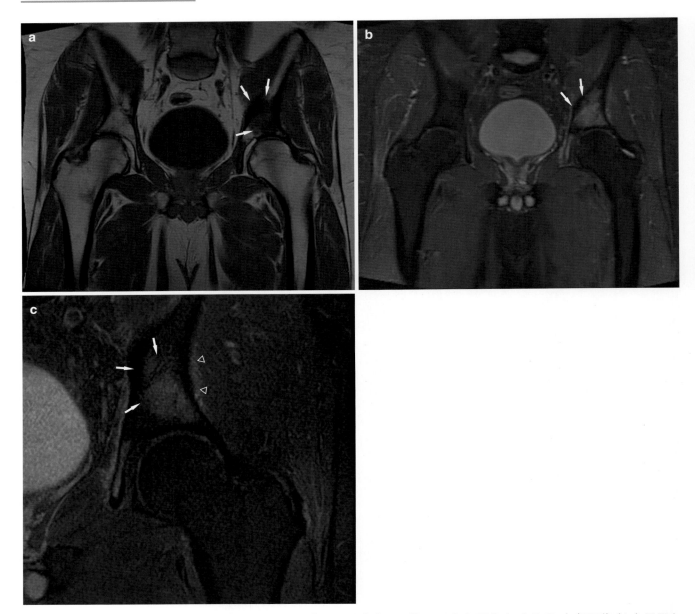

图 3.31 42 岁，有急性淋巴细胞白血病治疗史，缓解期，左髋疼痛。冠状面 T1 加权图像（a）和 T2 加权图像（b）显示左髋臼局限性骨髓浸润形成绿色瘤（箭头）。左髋关节小视野 T2 加权图像（c）显示左髋臼外侧软组织轻度的白血病浸润（三角形）

第四节 骨髓增生性疾病

一、骨髓增生异常综合征

骨髓增生异常综合征是一组血液干细胞克隆性的异质性疾病，是可转化为急性粒细胞白血病的癌前状态。MRI 有助于随访观察骨髓增生异常综合征，以监测发展成白血病的早期骨髓变化，为临床医生改变治疗策略提供参考信息[10]。骨髓增生异常综合征患者由于全血细胞减少而需要接受输血治疗，从而引起铁在骨髓中的沉积。MRI 常可用来反映疾病的不同阶段以及骨髓中铁的沉积程度（图 3.32）[11]。多数患者的骨髓中即使没有铁沉积，MRI 也表现为明显的造血性骨髓信号（图 3.33）。骨髓出现局限性或弥漫性的 T1 加权图像低信号、T2 加权或 STIR 序列图像高信号时，则应怀疑白血病的存在（图 3.34）。

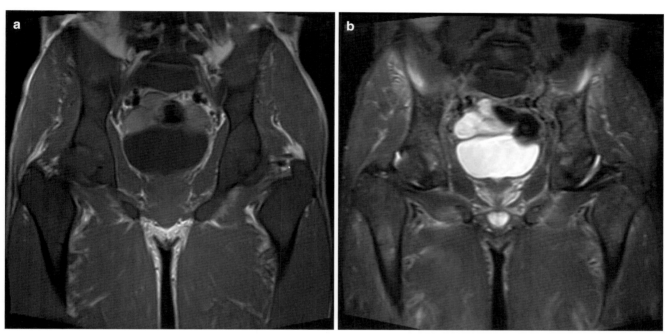

图 3.32　39 岁男性，长期骨髓增生异常综合征患者。骨盆冠状面 T1 加权图像（a）和 STIR 序列图像（b）显示骨盆和股骨近段骨髓明显低信号，可能由于铁沉积的存在

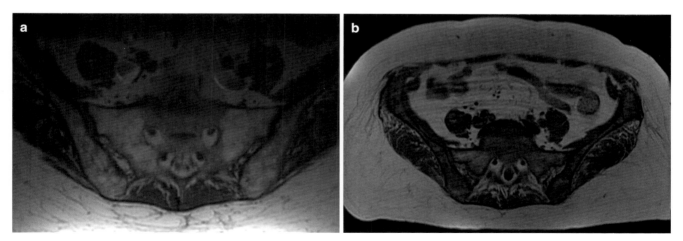

图 3.33　66 岁女性，有骨髓增生异常综合征病史。骨盆横轴面 T1 加权图像（a）显示骨髓信号正常。随访 6 年后横轴面 T1 加权图像（b）显示骨髓信号减低，可能是由于铁沉积

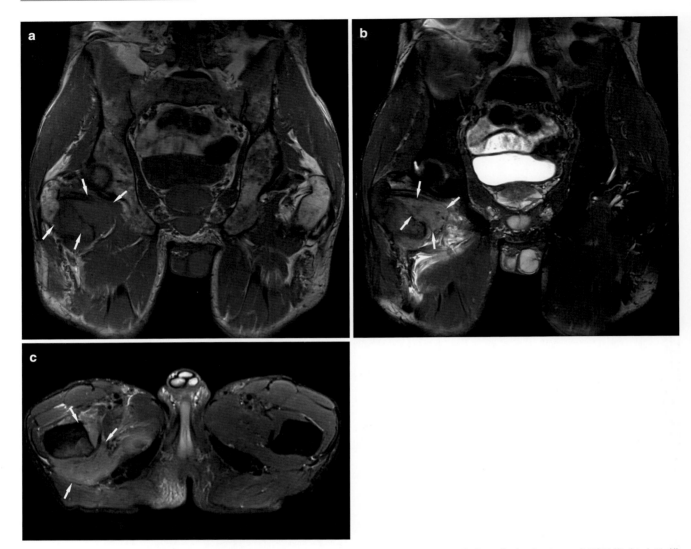

图 3.34 36 岁男性，有骨髓增生异常综合征病史，近期右髋疼痛。骨盆冠状面 T1 加权图像（a）、STIR 序列图像（b）和横轴面脂肪抑制 T2 加权图像（c）显示右侧股骨近段较大的软组织肿块（箭头）伴骨髓信号异常。影像引导下穿刺活检病理提示已转化为白血病

二、真性红细胞增多症

真性红细胞增多症是一种骨髓干细胞肿瘤性增生的疾病，最突出的特征是因红细胞不受控制的生成而引起红细胞绝对数量增多。MRI 表现不特异，通常表现为骨髓斑片状或弥漫性造血性红骨髓（图 3.35）。化疗会引起骨髓 MRI 表现发生变化（图 3.36）。

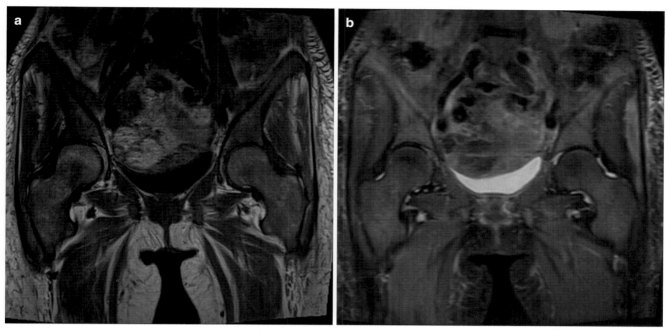

图 3.35　65 岁女性，近期被诊断为真性红细胞增多症。骨盆冠状面 T1 加权图像（a）和 STIR 序列图像（b）显示造血性红骨髓中度增多

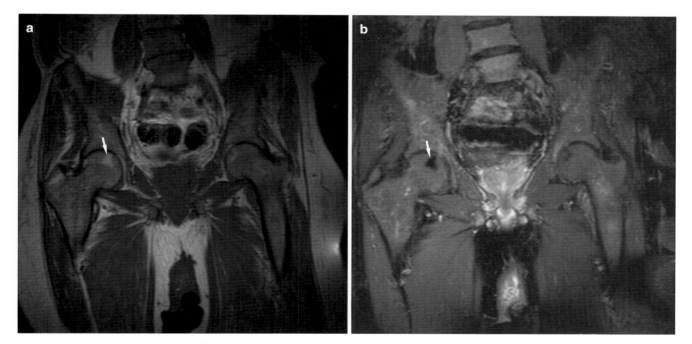

图 3.36　67 岁男性，有真性红细胞增多症化疗史。骨盆冠状面 T1 加权图像（a）和 STIR 序列图像（b）显示弥漫性红骨髓轻度增多，右股骨头骨骺残留局灶性脂肪髓信号（箭头）

三、骨髓纤维化

原发性骨髓纤维化是一种骨髓造血干细胞致瘤性转化所引起的骨髓浸润性疾病，其特点是贫血、髓外造血、肝脾肿大、外周血红细胞形态异常以及引起纤维化的胶原网状纤维物在骨髓内的积聚。原发性骨髓纤维化被归为慢性骨髓增生性疾病，可伴随慢性粒细胞白血病和真性红细胞增多症。继发性骨髓纤维化是由潜在的慢性骨髓增生性疾病和其他慢性疾病如系统性红斑狼疮、肾病综合征、淋巴瘤、白血病以及骨髓瘤所引起[12]。与骨骼肌信号相比较，T1 加权和 T2 加权图像的低信号是骨髓纤维化的典型 MRI 表现，能够反映骨髓纤维化[13]（图 3.37 和图 3.38）。静脉注射钆对比剂增强扫描后骨髓通常有强化[13]（图 3.38）。

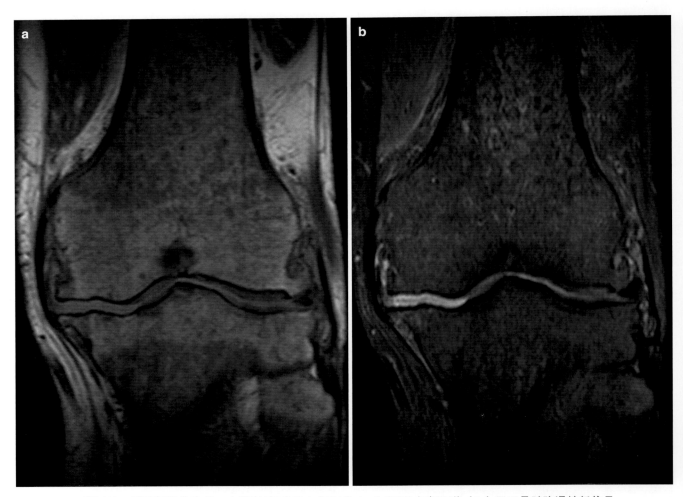

图 3.37　79 岁男性，骨髓纤维化患者。左膝冠状面 T1 加权图像（a）和 T2 加权图像（b）显示骨髓弥漫性低信号

译者注

图 3.37b 应为脂肪抑制 T2 加权图像。

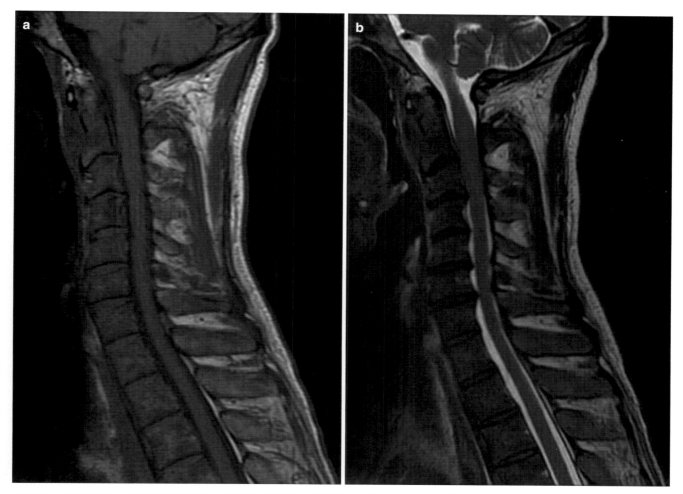

图 3.38 56 岁男性，骨髓纤维化患者。颈椎矢状面 T1 加权图像（a）和 T2 加权图像（b）显示骨髓弥漫性低信号

第五节　转移性疾病

　　除了在癌症末期，转移性疾病所致的骨髓弥漫性浸润并不常见。成人转移瘤患者中，T1 加权成像显示骨髓弥漫性浸润时，女性患者常见的病因是乳腺癌（图 3.39），男性患者常见的病因是前列腺癌（图 3.40）。弥漫性骨髓转移性疾病的儿童最常见的病因是神经母细胞瘤（图 3.41），其次是横纹肌肉

瘤[14]。作为化疗方案的一部分，多数转移性疾病的患者常接受造血骨髓刺激药物的辅助治疗，因此 MRI 区分弥漫性骨髓浸润和造血性骨髓增生就显得尤为重要。在接受造血骨髓刺激药物治疗的患者中，几乎总会有少量脂肪髓的残留，而弥漫性转移患者的骨髓则完全浸润（图 3.42）。完全性转移瘤骨髓浸润时的 MRI 检查，在软骨下关节面塌陷发生前常难以显示同时存在的缺血性坏死（图 3.43）。

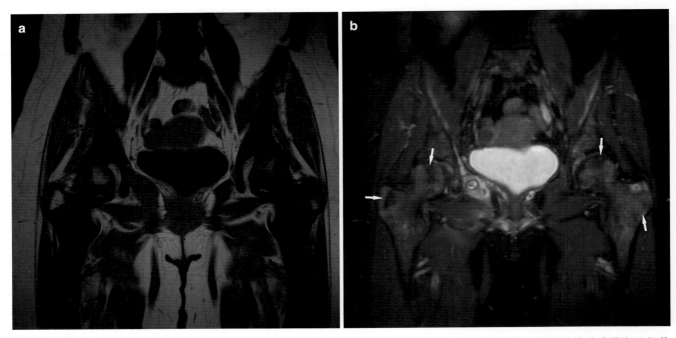

图 3.39　57 岁女性，有乳腺癌史。骨盆冠状面 T1 加权图像（a）和 STIR 序列图像（b）显示骨髓弥漫性转移瘤浸润呈低信号。股骨头骨骺和双侧骨突残留灶状脂肪髓信号（箭头）

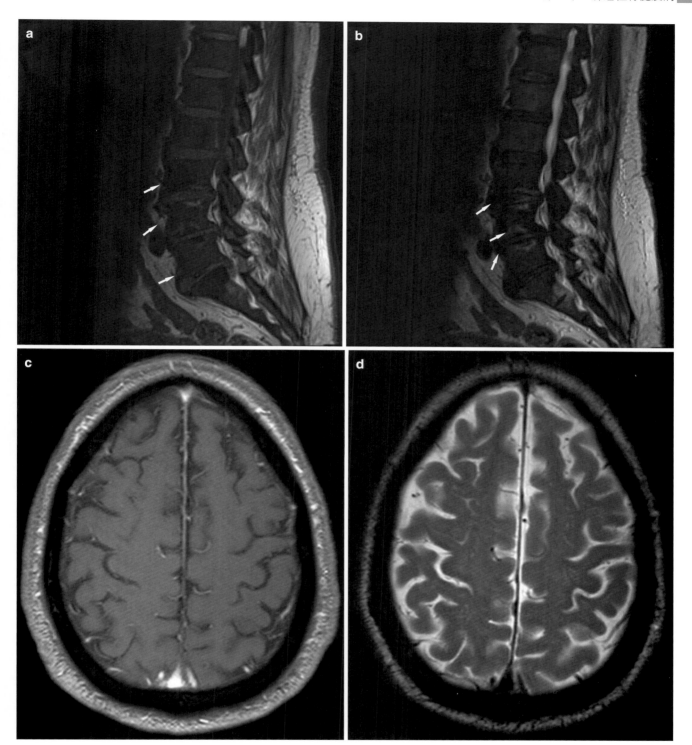

图 3.40　81 岁男性，有前列腺癌史。腰椎 T1 加权图像（a）和 T2 加权图像（b）显示弥漫性骨髓转移瘤浸润呈低信号。下腰椎终板残留少量脂肪髓信号，这是椎间盘退变相关性终板改变（箭头）。头部横轴面 T1 加权增强图像（c）和 T2 加权图像（d）显示颅骨转移瘤骨髓浸润呈弥漫性低信号

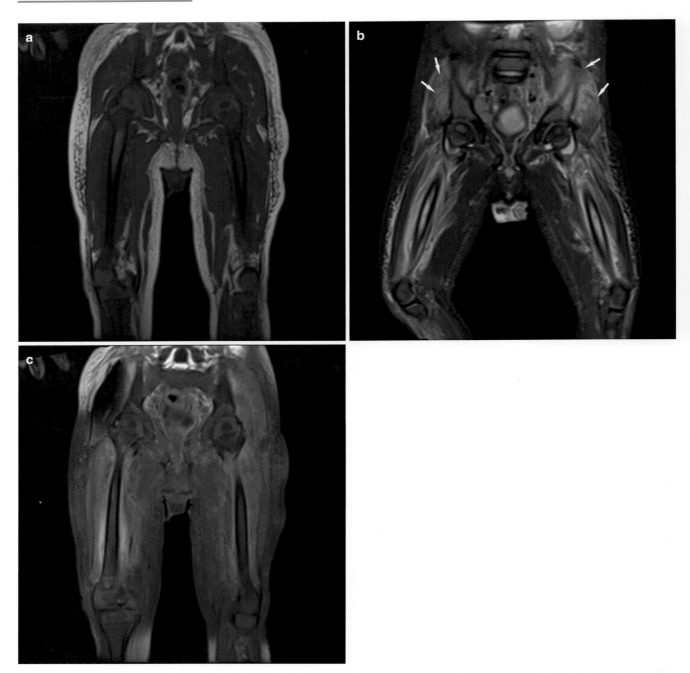

图 3.41 2 岁男孩，因右下肢不能负重就诊。下肢冠状面 T1 加权图像（a）、STIR 序列图像（b）和脂肪饱和 T1 加权增强图像（c）显示所见骨弥漫性骨髓浸润，骨盆外侧软组织受累（箭头）。进一步检查（含活检病理）诊断为神经母细胞瘤骨转移

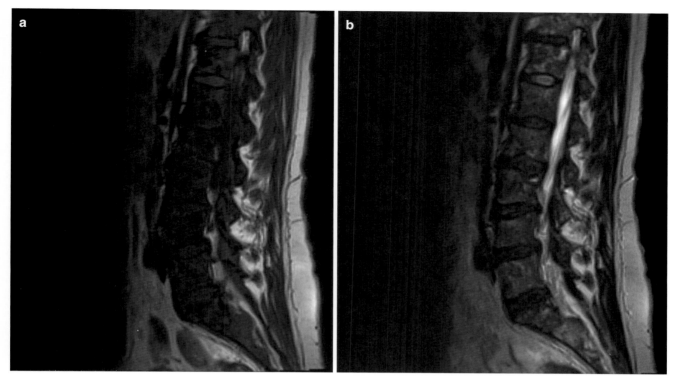

图 3.42　49 岁女性，乳腺癌患者。腰椎矢状面 T1 加权图像（a）和 T2 加权图像（b）显示骨髓弥漫性转移瘤呈低信号

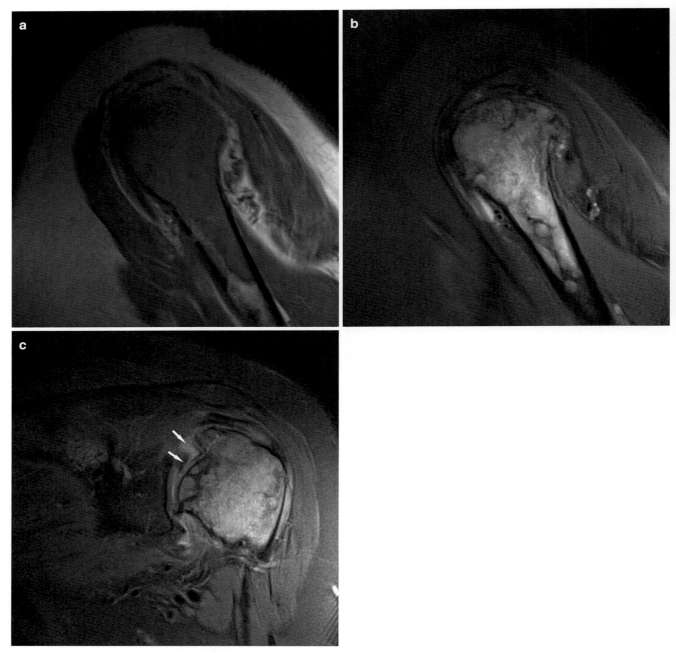

图 3.43　52 岁女性，有乳腺癌病史，左肩疼痛进行性加重。左肩矢状面 T1 加权图像（a）和脂肪抑制 T2 加权图像（b）显示左肱骨近段较大的转移瘤。冠状面脂肪抑制 T2 加权图像（c）显示肱骨头缺血性坏死引起的软骨下塌陷（箭头）

（Hakan Ilaslan, Murali Sundaram 著；高振华 译）

参考文献

[1] DURIE BG, SALMON SE. A clinical staging system for multiple myeloma. Correlation of measured myeloma cell mass with presenting clinical features, response to treatment, and survival [J]. Cancer, 1975, 36 (3): 842–854.

[2] MOULOPOULOS LA, VARMA DG, DIMOPOULOS MA, et al. Multiple myeloma: spinal MR imaging in patients with untreated newly diagnosed disease [J]. Radiology, 1992, 185 (3): 833–840.

[3] DIMOPOULOS MA, HILLENGASS J, USMANI S, et al. Role of magnetic resonance imaging in the management of patients with multiple myeloma: a consensus statement [J]. J Clin Oncol, 2015, 33 (6): 657–664.

[4] HILLENGASS J, LANDGREN O. Challenges and opportunities of novel imaging techniques in monoclonal plasma cell disorders: imaging "early myeloma" [J]. Leuk Lymphoma, 2013, 54 (7): 1355–1363.

[5] USMANI SZ, HEUCK C, MITCHELL A, et al. Extramedullary disease portends poor prognosis in multiple myeloma and is over-represented in high-risk disease even in the era of novel agents [J]. Haematologica, 2012, 97 (11): 1761–1767.

[6] FLETCHER CDM, UNNI KK, MERTENS F, et al. Pathology and genetics of tumours of soft tissue and bone: World Health Organization classification of tumours [M]. Lyon: IARC Press, 2002: 306–308.

[7] OSTROWSKI ML, UNNI KK, BANKS PM, et al. Malignant lymphoma of bone [J]. Cancer, 1986, 58 (12): 2646–2655.

[8] VASSILAKOPOULOS TP, ANGELOPOULOU MK, CONSTANTINOU N, et al. Development and validation of a clinical prediction rule for bone marrow involvement in patients with Hodgkin lymphoma [J]. Blood, 2005, 105 (5): 1875–1880.

[9] VANDE BERG BC, SCHMITZ PJ, SCHEIFF JM, et al. Acute myeloid leukemia: lack of predictive value of sequential quantitative MR imaging during treatment [J]. Radiology, 1995, 197 (1): 301–305.

[10] TAKAGI S, TANAKA O, ORIGASA H, et al. Prognostic significance of magnetic resonance imaging of femoral marrow in patients with myelodysplastic syndromes [J]. J Clin Oncol, 1999, 17 (1): 277–283.

[11] LEWIS S, WAINSCOAT JS, MOORE NR, et al. Magnetic resonance imaging in myelodysplastic syndromes [J]. Br J Radiol, 1995, 68 (806): 121–127.

[12] MCCARTHY DM. ANNOTATION. Fibrosis of the bone marrow: content and causes [J]. Br J Haematol, 1985, 59 (1): 1–7.

[13] AMANO Y, ONDA M, AMANO M, et al. Magnetic resonance imaging of myelofibrosis. STIR and gadolinium-enhanced MR images [J]. Clin Imaging, 1997, 21 (4): 264–268.

[14] RUZAL-SHAPIRO C, BERDON WE, COHEN MD, et al. MR imaging of diffuse bone marrow replacement in pediatric patients with cancer [J]. Radiology, 1991, 181 (2): 587–589.

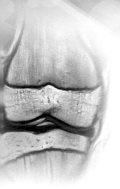

第四章 ❯

贫血

第一节 引言

贫血发生时，红细胞数量减少，血红蛋白浓度降低。贫血可由多种病因引起，诸如失血、红细胞破坏、红细胞生成减少或障碍。肾脏分泌的促红细胞生成素刺激骨髓增加红细胞总数以应答贫血状态。骨髓受到刺激后，造血性骨髓增加，MRI 检查可显示造血性骨髓的正常分布和信号强度。

第二节 生理性红骨髓增生

生理性红骨髓增生见于铁或维生素缺乏性贫血患者（图 4.1）、吸烟者、肥胖者（图 4.2）和马拉松运动员。重度吸烟者的外周血和白细胞数目常有 20%~25% 的增加[1]，这可以解释相对于轻度吸烟者和不吸烟者而言，红骨髓增多见于重度吸烟者的现象。造血性骨髓增生在马拉松运动员中的高患病率已被认为是对"运动性贫血"的反应性改变，常见于有氧训练的运动员（图 4.3）[2]。生理性红骨髓增生的正常分布形式：主要分布于干骺端和骨干，部分累及骨骺和骨突。与骨骼肌信号比较，生理性红骨髓增生在 MRI 的 T1 加权图像呈高信号（图 4.1 和图 4.2），T2 加权和 STIR 序列图像呈高信号，增强扫描弥漫性轻度强化，呈现红骨髓典型的强化特点（图 4.1）。

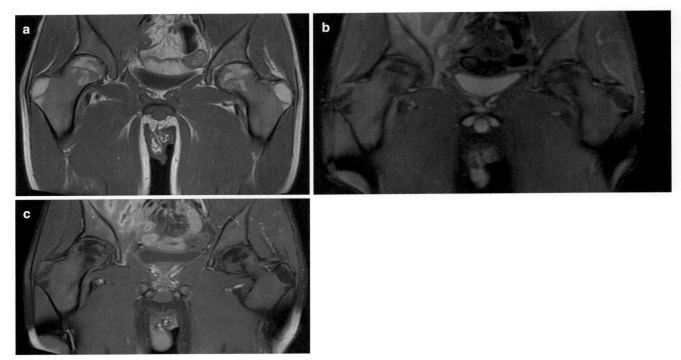

图 4.1　19 岁男性，近期诊断为炎症肠病和铁缺乏性贫血（血红蛋白 9.4 g/L，红细胞压积 31%）。冠状面 T1 加权图像（a）和 STIR 序列图像（b）显示明显的红骨髓信号，部分延伸至双侧股骨头骨骺。脂肪抑制 T1 加权增强图像（c）显示红骨髓弥漫性轻度强化

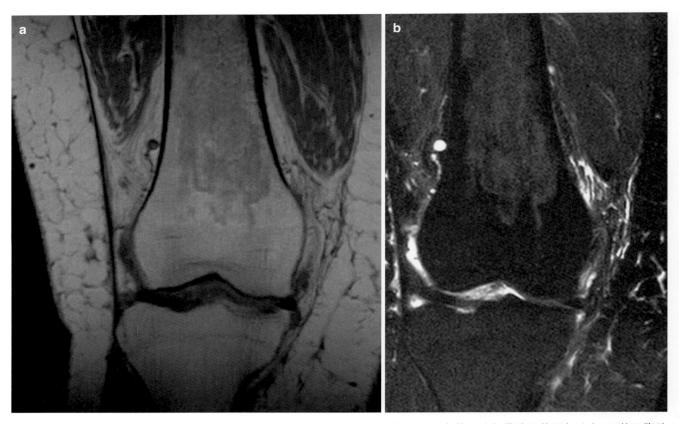

图 4.2　42 岁女性，体质指数 36。冠状面 T1 加权图像（a）显示股骨远段红骨髓高信号（与骨骼肌信号相比）。冠状面脂肪饱和 T2 加权图像（b）显示红骨髓稍高信号

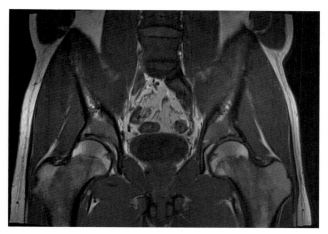

图 4.3　32 岁，职业篮球运动员。冠状面 T1 加权图像显示腰椎下部、骨盆和股骨近段明显的红骨髓

第三节　骨髓衰竭

骨髓衰竭综合征包括一组遗传性或获得性的异质性疾病。造血干细胞的异常包括单个细胞系或所有细胞系（红系、粒系和巨核细胞），淋巴细胞并不受累。骨髓衰竭的病因可以是先天性的或后天性的。范可尼贫血（Fanconi 贫血）是最常见的遗传性骨髓衰竭综合征，通常见于骨髓增生低下或再生障碍性贫血的儿童和年轻人。此外，范可尼贫血患者可伴发血细胞减少、不明原因的大红细胞症、骨髓增生异常综合征（图 4.4）、急性粒细胞白血病、上皮性恶性肿瘤以及某些物理异常[3]。获得性骨髓衰竭的原因包括毒素、化学物质、药物、辐射、病毒感染、维生素缺乏以及骨髓增生异常综合征[3]。

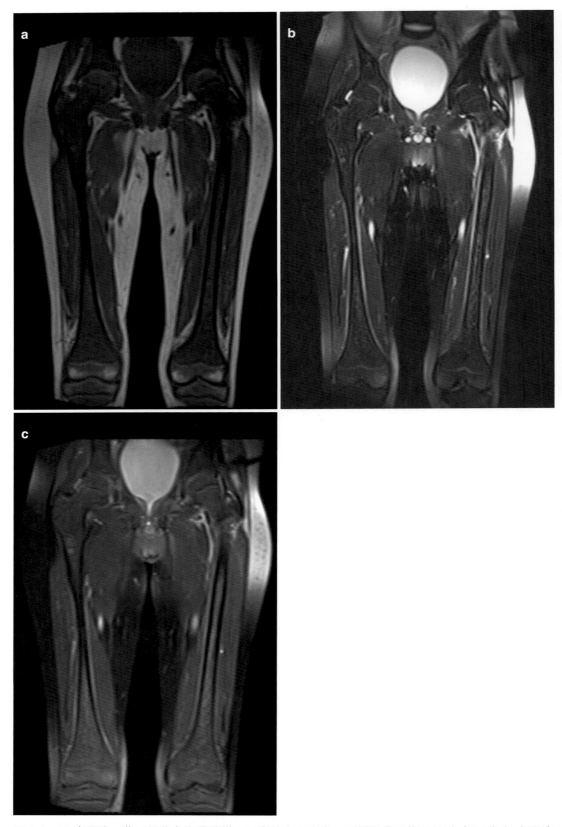

图 4.4　13 岁男孩，范可尼贫血和骨髓增生异常综合征患者。双侧股骨冠状面 T1 加权图像（a）和脂肪抑制 T2 加权图像（b）显示骨髓弥漫性低信号。 冠状面脂肪饱和 T1 加权增强图像（c）显示骨髓斑片状轻度强化

第四节　血红蛋白病和地中海贫血

血红蛋白病是一组以血红蛋白减少或异常生成为特点的血液病，可能是遗传缺陷引起血红蛋白分子中一个珠蛋白链结构异常的结果。与血红蛋白病不同，地中海贫血通常是基因突变引起正常蛋白的合成减少。有时，引起珠蛋白分子结构异常（血红蛋白病）的因素也会影响珠蛋白的合成数量。

血红蛋白病最多见于非洲、地中海和东南亚地区[4]，其中以镰状细胞病最为常见，约 7% 的世界人口是该病的携带者[4]。镰状细胞病是由编码血红蛋白分子 β 链（即 HbS）的基因突变所致。两条异常 β 链一起出现时即发生镰状细胞病。含有一条 HbS 的 β 链和一个正常的 β 链的个体被称为"镰状细胞携带者"，通常无临床症状。对于镰状细胞性贫血患者，红细胞破坏的增加以及随之而来的贫血是造血性骨髓存在和持续增生的主要原因。骨髓增生常表现在颅骨板障空间的扩大和颅内外板的变薄。四肢骨的骨髓增生不如颅骨明显，但在个别部位诸如骨骺（图 4.5）或手足骨（图 4.6）中可见造血性骨髓。骨坏死是镰状细胞病的一种严重并发症。骨梗死是骨髓红细胞破坏的直接结果，红细胞破坏的产物减慢血流，引起组织缺氧而最终导致细胞死亡。虽然这可发生在婴幼儿的任何骨骼，但以手和足的短管骨最常受累，被称之为镰状细胞指炎或手 - 足综合征。儿童和成人镰状细胞病患者的长骨也常受累（图 4.6）。扁骨受累出现骨坏死较少见（图 4.7）。骨骺缺血性坏死常见，最终可导致肱骨头和股骨头关节面的塌陷（图 4.8）。镰状细胞病患者的脊柱 MRI 上常见椎体终板的发育不全或 H 型畸形（图 4.9）。镰状细胞病患者因免疫功能低下和功能性无脾而易发生严重感染。骨髓炎可以是急性或慢性的，最常见的致病菌是沙门氏菌[5]。镰状细胞病患儿的骨髓炎诊断较为困难，这是由于骨髓炎和血管闭塞的临床表现存在重叠。MRI 上脂肪髓的浸润被认为是骨髓炎的诊断征象。镰状细胞病患者中造血性红骨髓弥漫性增多时，脂肪髓信号常难以勾勒感染灶的边界，此时骨髓炎的诊断极为困难。骨皮质破坏和窦道的出现可协助区别骨髓炎与骨坏死（图 4.10）。不像其他的血红蛋白病，髓外造血不是镰状细胞贫血的典型特征。

β- 地中海贫血是一组常染色体隐性遗传疾病，特点是红细胞 β- 珠蛋白链合成的减少或缺失。β- 地中海贫血是世界上最常见的单基因疾病，在世界各地发病率很高[6]。α- 地中海贫血引起的轻度贫血在临床和影像学上可误诊为缺铁性贫血，这些患者可能直到成人才会被确诊。血红蛋白 H 病或 β- 地中海贫血中的重型地中海贫血的临床症状和体征出现早，通常在出生后的 1 年内即出现。中间型地中海贫血的临床症状和体征直到童年期才出现，疾病程度不太严重[6]。造血性骨髓增生是重型地中海贫血的典型特征，在颅骨上的表现最为突出，表现为颅骨板障空间增大（图 4.11），而在四肢骨表现并不明显。反复输血后，MRI 可显示骨髓内的含铁血黄素沉积（图 4.12）。反复输血的患者也可见造血性骨髓的增多（图 4.13）。此外，造血性骨髓信号可出现在本不应该出现的部位，如骨骺（图 4.13）和手足骨，原本这些部位正常情况下为脂肪髓信号。在反复输血的患者中髓外造血并不少见，尤其在椎旁软组织，当然人体其他很多部位包括肝、脾和淋巴结也会受累[7]。

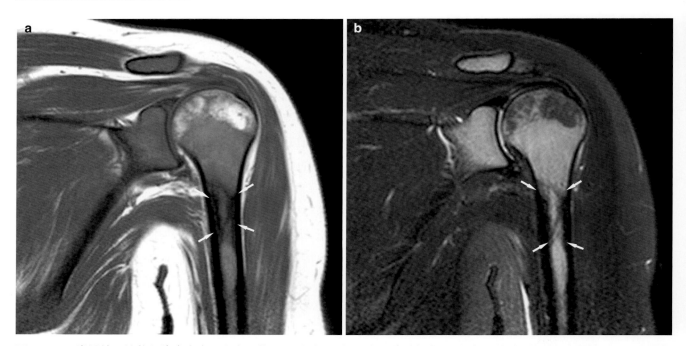

图 4.5　16 岁男性，镰状细胞病患者。左肩冠状面 T1 加权图像（a）和脂肪抑制 T2 加权图像（b）显示弥漫性明显红骨髓信号，延伸至肱骨近侧骨骺和骨突（箭头）。肱骨干近段骨髓信号改变轻微，可能为骨坏死灶

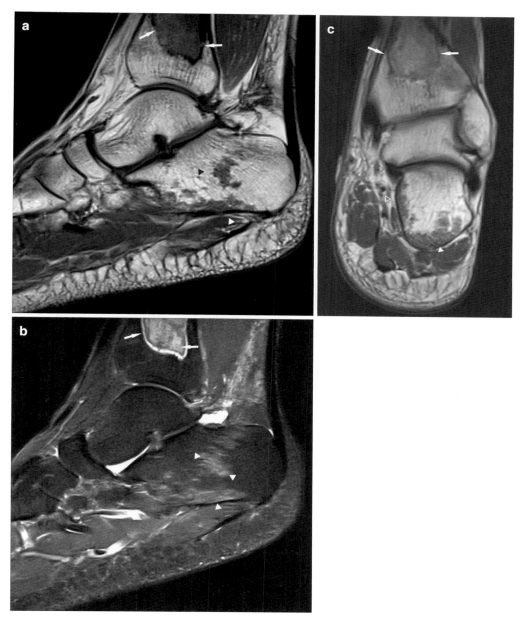

图 4.6　29 岁男性，镰状细胞病患者。左踝矢状面 T1 加权图像（a）和脂肪抑制 T2 加权图像
（b）以及冠状面 T2 加权图像（c）显示胫骨远端骨坏死的部分病灶（箭头）和跟骨红骨髓信号
（三角形）

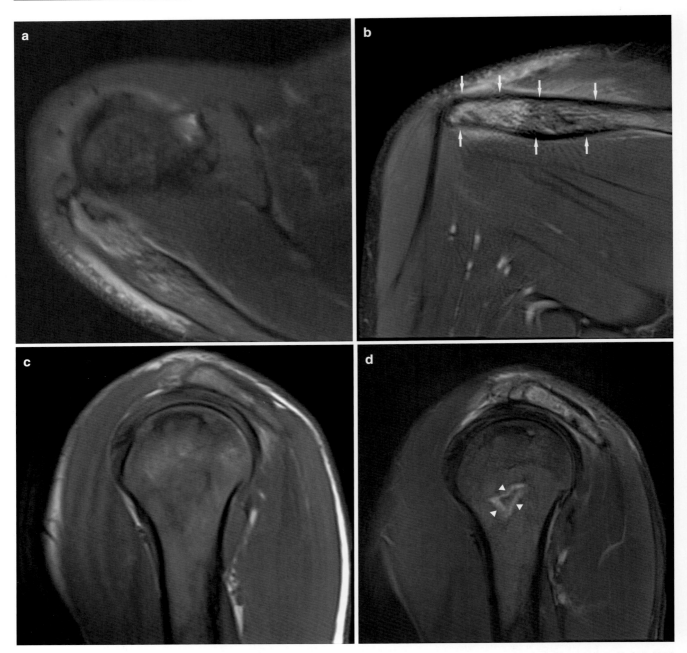

图 4.7　26 岁男性，镰状细胞病患者，右肩疼痛。右肩横轴面（a）和冠状面（b）脂肪抑制 T2 加权图像显示肩胛骨喙突骨髓信号异常和骨膜炎表现，符合急性骨坏死（箭头）。矢状面 T1 加权图像（c）和脂肪抑制 T2 加权图像（d）显示肱骨近端骨坏死（三角形）

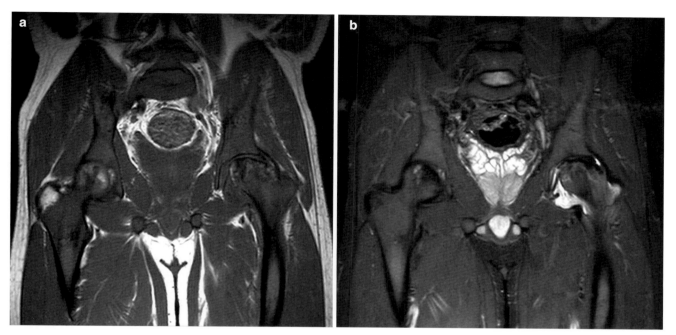

图 4.8　24 岁男性，镰状细胞病患者左髋渐进性疼痛。骨盆冠状面 T1 加权图像（a）和 STIR 序列图像（b）显示双侧股骨头缺血性坏死，左侧髋关节面塌陷和关节腔明显积液。弥漫性红骨髓信号分布于整个骨盆、下腰椎和股骨近段

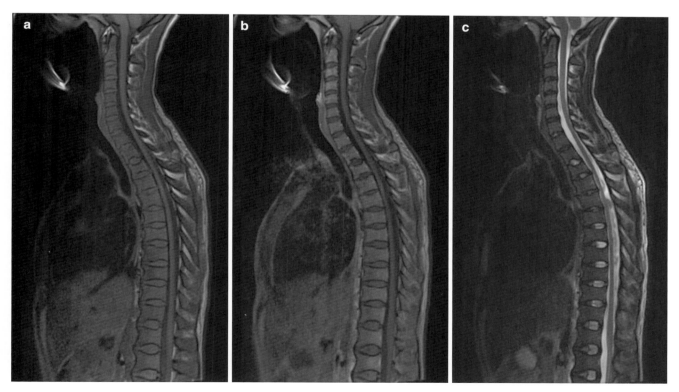

图 4.9　25 岁，镰状细胞病患者。脊柱矢状面 T1 加权图像（a）、T1 加权增强图像（b）和脂肪抑制 T2 加权图像（c）显示胸椎终板发育不良的特征性表现。弥漫性红骨髓增强扫描后轻度强化

译者注

　　图 4.9c 应为 T2 加权图像。

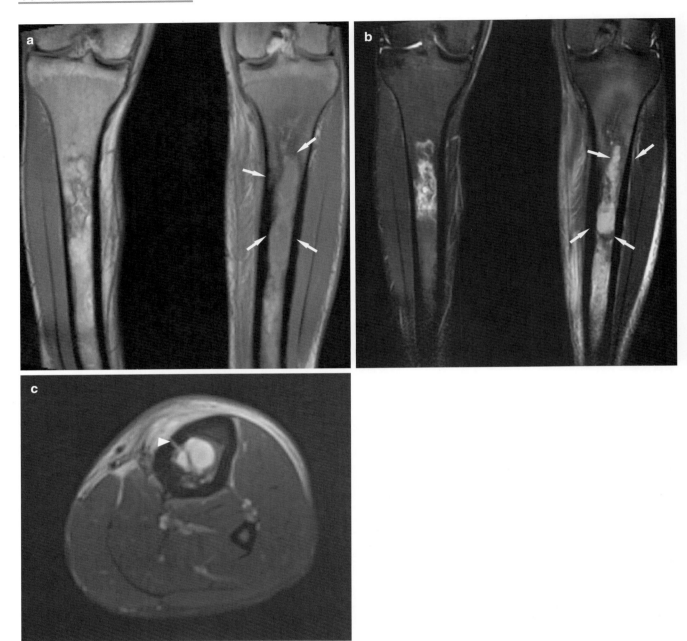

图 4.10　23 岁，镰状细胞病患者。双侧胫骨冠状面 T1 加权图像（a）和 T2 加权图像（b）显示左侧胫骨干较大的脓肿（箭头），周围有明显的骨髓水肿。横轴面脂肪抑制 T2 加权图像（c）显示胫骨干前内侧骨皮质的窦道（三角形）及与其相通的软组织脓肿。右侧胫骨干迂曲走行的线状异常信号区为骨坏死灶

译者注

图 4.10b 应为脂肪抑制 T2 加权图像。

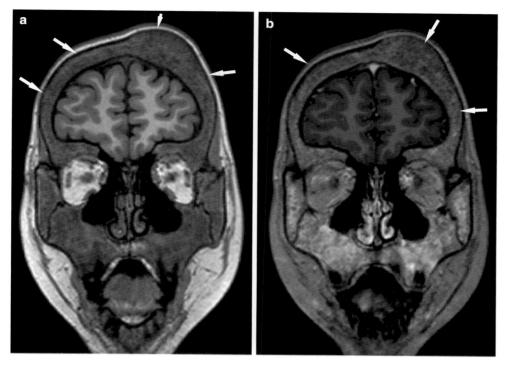

图 4.11　9 岁男孩，有地中海贫血史。颅骨冠状面 T1 加权增强前（a）和增强后（b）图像显示颅骨板障明显扩大（箭头），鼻窦骨壁膨胀扩大引起双侧上颌窦发育不全

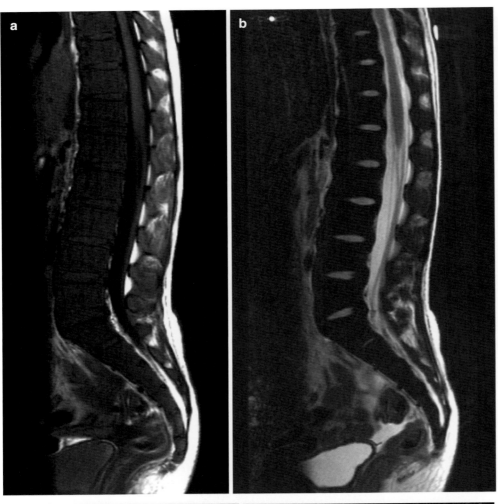

图 4.12　19 岁男性，有地中海贫血史。脊柱冠状面 T1 加权图像（a）和 T2 加权图像（b）显示骨髓弥漫性低信号，可能是由于反复输血后引起的含铁血黄素沉积所致。

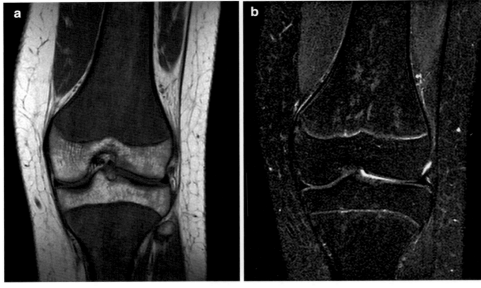

图 4.13　14 岁女孩，有地中海贫血史。左膝冠状面 T1 加权图像（a）和 T2 加权图像（b）显示明显的红骨髓信号，并累及骨骺

译者注

　　图 4.12a 和图 4.12b 均应为矢状面图像。

　　图 4.13b 应为脂肪抑制 T2 加权图像。

（Hakan Ilaslan，Murali Sundaram 著；尹军强 译）

↗ 参考文献

[1] TERASHIMA T, WIGGS B, ENGLISH D, et al. The effect of cigarette smoking on the bone marrow [J]. Am J Respir Crit Care Med, 1997, 155: 1021–1026.

[2] SHELLOCK FG, MORRIS E, DEUTSCH AL, et al. Hematopoietic bone marrow hyperplasia: high prevalence on MR images of the knee in asymptomatic marathon runners [J]. AJR Am J Roentgenol, 1992, 158 (2): 335–338.

[3] ALTER BP. Bone marrow failure: a child is not just a small adult (but an adult can have a childhood disease) [J]. Hematology Am Soc Hematol Educ Program, 2005, 96–103.

[4] WEATHERALL DJ, CLEGG JB. Inherited haemoglobin disorders: an increasing global health problem [J]. Bull World Health Organ, 2001, 79 (8): 704–712.

[5] CHAMBERS JB, FORSYTHE DA, BERTRAND SL, et al. Retrospective review of osteoarticular infections in a pediatric sickle cell age group [J]. J Pediatr Orthop, 2000, 20 (5): 682–685.

[6] WEATHERALL DJ, CLEGG JB. The Thalassemia Syndromes. 4th ed [M]. Oxford: Blackwell Scientific Publications, 2001.

[7] HAIDAR R, MHAID LI H, TAHER AT. Paraspinal extramedullary hematopoiesis in patients with thalassemia intermedia [J]. Eur Spine J, 2010, 19 (6): 871–878.

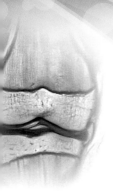

第 五 章 ❯

其他骨髓疾病

第一节　引言

骨髓受累常见于全身性疾病的患者。一些疾病因具有独特 MRI 表现而能做出准确诊断，而另一些疾病则需要结合临床病史和髓外表现才能做出诊断。

第二节　肾性骨病

慢性肾病患者中出现的肾性骨病是骨结构和骨髓形态发生了异常。慢性肾功能衰竭患者贫血的主要原因在于病变肾生成的促红细胞生成素不足。慢性肾功能衰竭患者贫血的进展不仅是由于促红细胞生成素不足，而且还受铁、叶酸、维生素 B_{12} 缺乏、慢性失血、甲状旁腺功能亢进、铝中毒、营养不良、血液透析不足、红细胞存活时间缩短以及溶血等其他因素的影响[1]。另外，这些患者的骨髓中可有铝或淀粉样蛋白物的沉积（图 5.1）。慢性肾功能衰竭患者往往需要促红细胞生成素替代疗法来改善红细胞生成，在 MRI 上常见造血性红髓增生（图5.2），也可见长期肾功能衰竭和透析治疗引起的棕色瘤等其他并发症。慢性肾病患者尿钙排泄过多可降低血清钙水平，刺激甲状旁腺激素分泌，引起继发性甲状旁腺功能亢进，从而加速骨质丢失。血管、纤维组织增生和出血取代骨髓而形成棕色瘤，在 MRI 上的表现取决于病变时间，可表现为实性、囊性或囊实混合性病变。实性成分在 T1 加权和 T2 加权图像呈低或等信号（图 5.3），囊性成分在 T2 加权图像呈高信号并可出现液—液平面，提示活动性出血（图 5.4）。

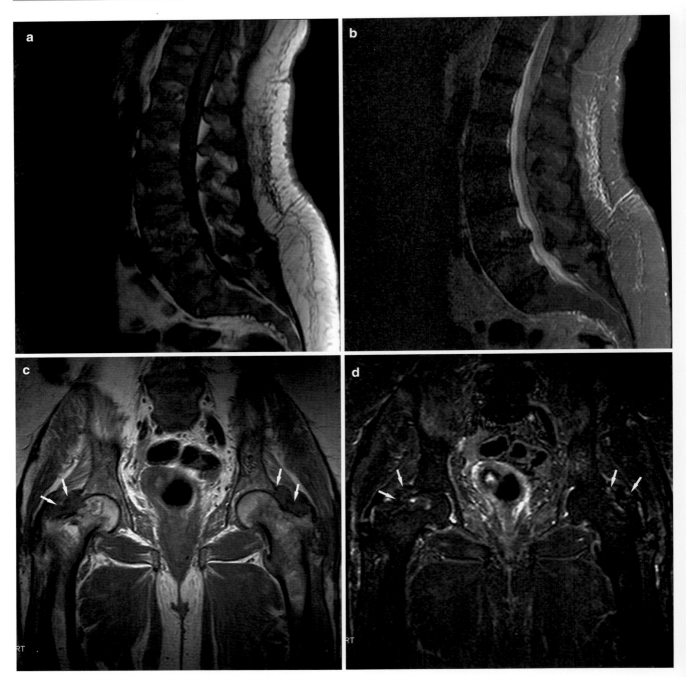

图 5.1　61 岁女性，慢性肾功能衰竭长期透析患者。腰椎矢状面 T1 加权图像（a）和脂肪饱和 T2 加权图像（b）显示骨髓弥漫性低信号，夹杂少量脂肪髓信号。骨盆和股骨近段冠状面 T1 加权图像（c）和 STIR 序列图像（d）显示骨髓低信号。双侧髋关节滑膜形成低信号肿块（箭头），提示淀粉样物质沉积

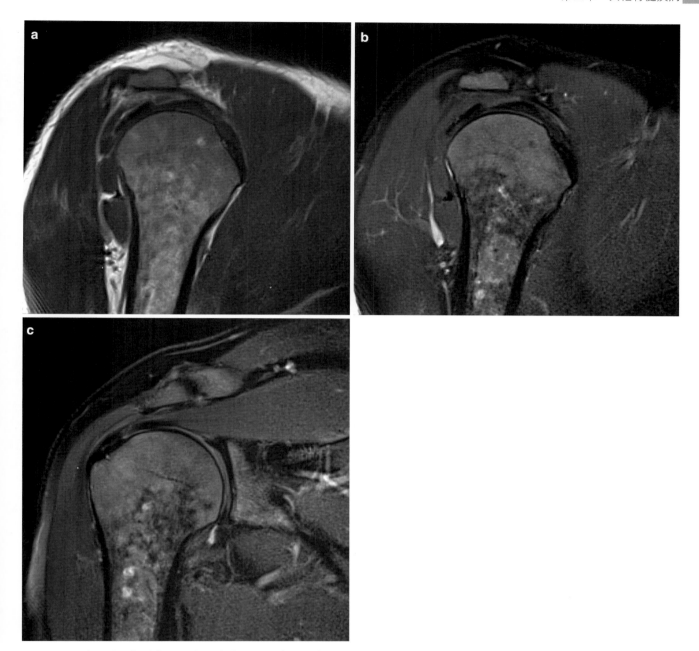

图 5.2　53 岁男性，慢性肾功能衰竭患者促红细胞生成素治疗贫血。右肩矢状面 T1 加权图像（a）、冠状面脂肪抑制 T2 加权图像（b）和矢状面脂肪抑制 T2 加权图像（c）显示弥漫性红骨髓，包括肱骨近侧骨骺和骨突

译者注

　　图 5.2b 应为矢状面图像。

　　图 5.2c 应为冠状面图像。

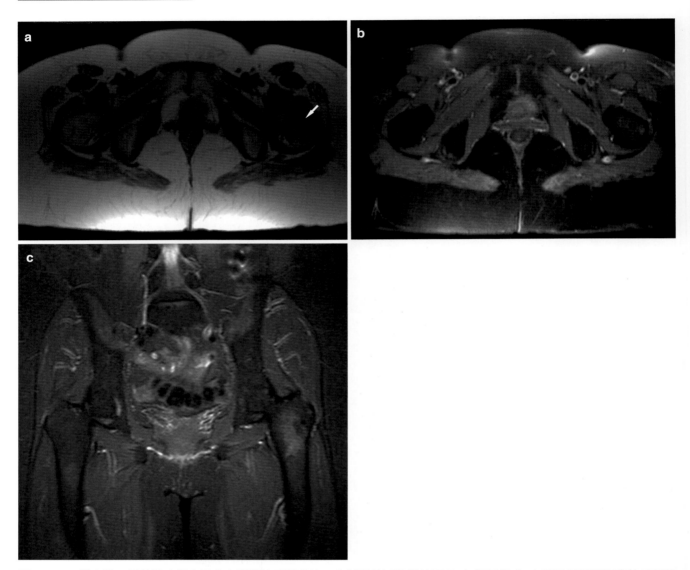

图 5.3　48 岁女性，慢性肾功能衰竭患者近期接受肾移植。左侧股骨近段横轴面 T1 加权图像（a）显示骨髓浸润病灶呈低信号（箭头），冠状面 STIR 序列图像（b）和横轴面脂肪抑制 T2 加权图像（c）显示病灶呈低信号，周围伴有骨髓水肿。影像引导下的活检病理为修复中的棕色瘤

译者注

　　图 5.3b 应为横轴面脂肪抑制 T2 加权图像。

　　图 5.3c 应为冠状面 STIR 序列图像。

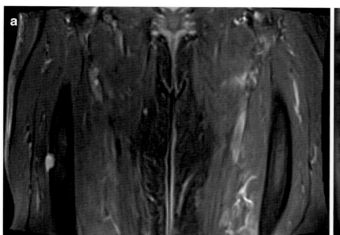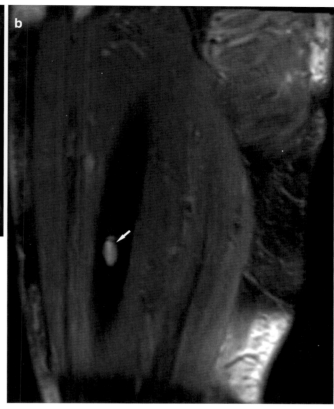

图 5.4　50 岁女性，慢性肾功能衰竭患者合并继发性甲状旁腺功能亢进症。右股骨冠状面（a）和矢状面（b）脂肪抑制 T2 加权图像显示股骨干外侧偏心骨髓浸润性病变，可见液平面（箭头）

第三节　组织细胞增生症

组织细胞增生症是一组以组织细胞异常增多为特点的疾病或综合征。组织细胞增生症通常分为朗格罕细胞组织细胞增生症（LCH）、非朗格罕细胞组织细胞增生症和恶性组织细胞增生症。

LCH 是一种少见的全身性疾病，具有广泛的临床谱以及不同的受累程度，单核—巨噬细胞系单克隆异常增殖的细胞称为朗格罕细胞。LCH 发病机制仍不清楚，普遍公认是反应性而非肿瘤性疾病。支持反应性疾病观点的证据包括自发缓解的临床表现、缺乏相应的遗传基因异常、无器官功能障碍以及患者生存率高。LCH 虽可见于任何年龄，但好发于儿童，其高发年龄峰值在 1~3 岁。全身 MRI 已被认为是一种很好地评价肌肉骨骼 LCH 的方法[2]。颅骨最常受累（50%），其次是骨盆（22%）[3]。颅骨 LCH 破坏区常呈双边征象，这是由于颅内板比颅外板受累程度大的缘故（图 5.5 和图 5.6）。LCH 病变偶尔可见出血引起的液平面（图 5.6）或死骨（图 5.5）。LCH 最常累及的长骨是股骨，其次为肱骨。脊柱受累较为常见，典型的表现为椎体明显压缩变扁，称为"扁平椎"，借此征象几乎可以确诊本病（图 5.7）。MRI 的 T1 加权图像可以显示 LCH 在骨髓内的浸润灶，在 T2 加权和 STIR 图像呈高信号，周围伴有广泛的骨髓水肿。颅骨和脊柱外 LCH 的 MRI 表现常具有侵袭性征象，酷似骨髓炎或原发性骨肿瘤（图 5.8）。

Erdheim–Chester 病是一种罕见的非朗格罕组织细胞疾病，以长骨骨髓浸润和多发性骨硬化为特征，穿刺活检病理可见片状泡沫状组织细胞，伴有或不伴有骨外软组织的组织细胞浸润。MRI 可显示骨髓弥漫性浸润，在 T1 加权图像信号强度低于骨骼肌，常累及下肢尤其是胫骨（图 5.9）。X 线片或 CT 可显示受累骨的骨质硬化。

恶性组织细胞增生症是一种罕见的骨髓疾病，患者出现淋巴结肿大，脾肿大和肝肿大等全身症状，通常有严重的血小板减少和贫血[4]。

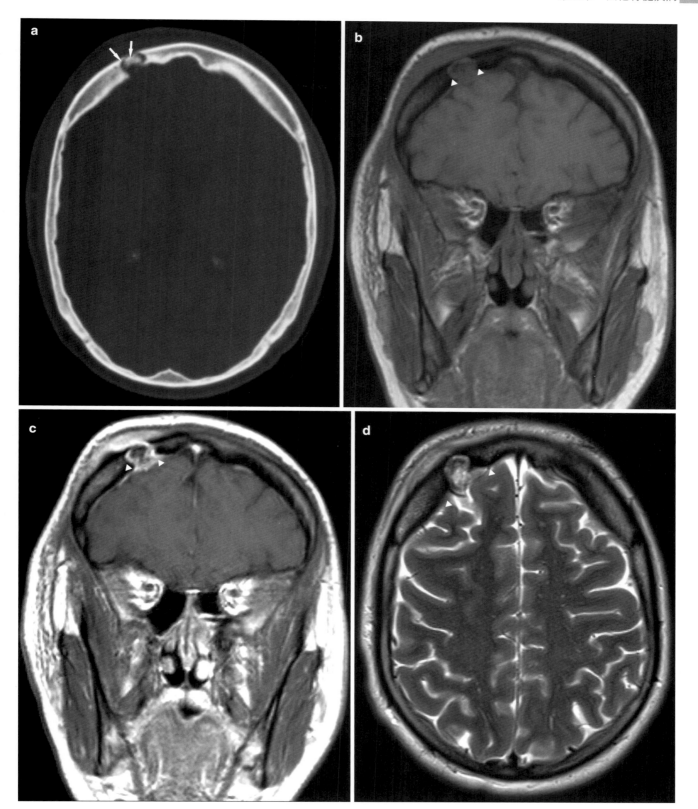

图 5.5　27 岁男性，前额软组织肿胀、疼痛。横轴面 CT 图像（a）显示右额骨骨质破坏，中央见死骨（箭头）。冠状面 T1 加权增强前图像（b）和增强后图像（c）以及横轴面 T2 加权图像（d）显示右额骨骨质破坏，外周强化明显。CT 和 MR 图像显示颅内板受累明显（三角形）。刮除术后病理证实为朗格罕细胞组织细胞增生症

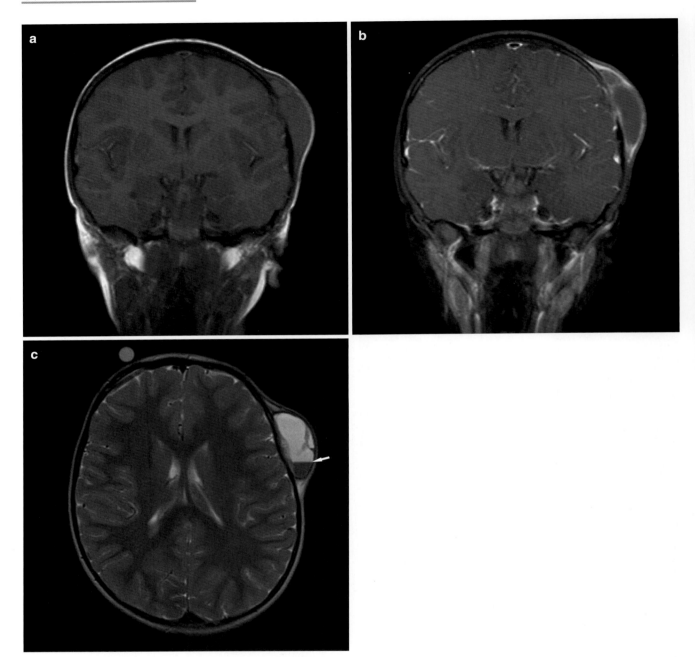

图 5.6 4 岁男孩，头部肿块。冠状面 T1 加权增强前图像（a）和增强后图像（b）以及横轴面 T2 加权图像（c）显示额骨骨质破坏，外周强化。横轴面 T2 加权图像显示液平面（箭头），提示病灶内出血。冠状面 MRI 显示颅内板受累明显。刮除术后病理证实为朗格罕细胞组织细胞增生症

译者注

图 5.6b 应为脂肪抑制增强后图像。

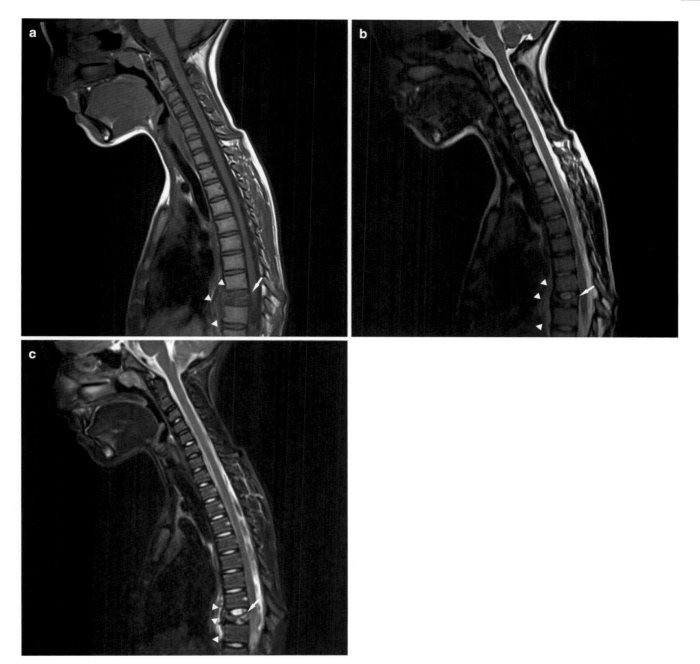

图 5.7　10 岁女孩，胸背部疼痛。胸椎矢状面 T1 加权图像（a）、T2 加权图像（b）和 STIR 序列图像（c）显示胸 9 椎体明显压缩变扁（箭头）和椎前软组织明显炎性改变（三角形）

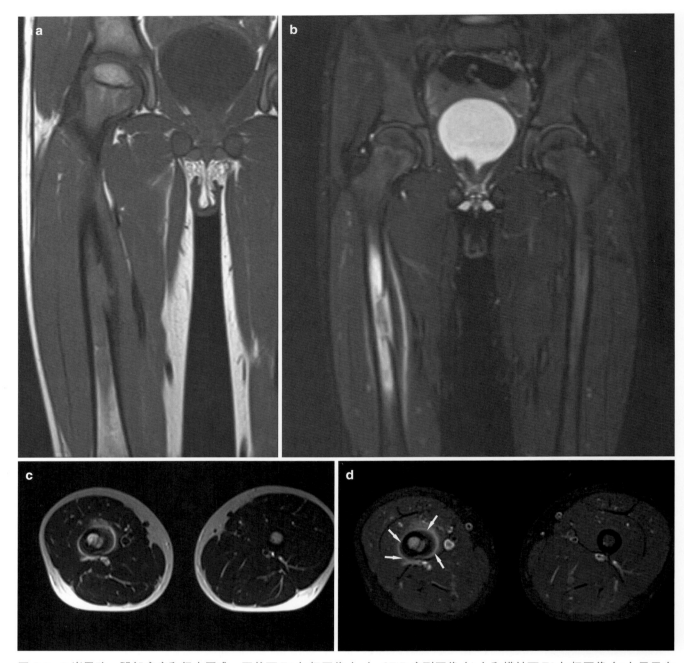

图 5.8　5 岁男孩，腿部疼痛和行走困难。冠状面 T1 加权图像（a）、STIR 序列图像（b）和横轴面 T2 加权图像（c）显示右股骨骨干侵袭性病变并向骨膜下延伸，周围骨髓明显水肿。横轴面 T1 加权增强图像（d）显示异常骨膜环形强化（箭头）。活检病理证实为朗格罕细胞组织细胞增生症

译者注

　　图 5.8d 应为脂肪抑制 T1 加权增强图像。

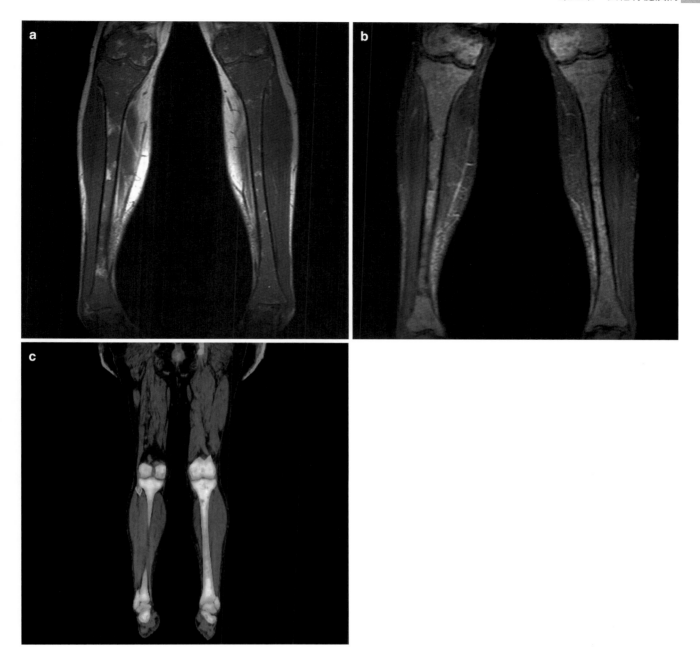

图 5.9　57 岁女性，有子宫癌和黑色素瘤病史。双小腿冠状面 T1 加权图像（a）和脂肪饱和 T2 加权图像（b）显示双侧胫骨对称性弥漫性骨髓浸润。冠状面 PET/CT 图像（c）显示骨髓代谢活动增加。左侧胫骨 CT 引导下活检病理可见泡沫样组织细胞，符合 Erdheim–Chester 病表现

第四节　肥大细胞增多症

肥大细胞增多症是一组以不同器官（包括皮肤）肥大细胞增生为特征的异质性疾病，可局部或全身受累。全身性肥大细胞增多症罕见，常见于成人，70% 患者的骨髓受累，临床症状类似于淋巴瘤或白血病[5]。除了骨髓，皮肤、肝脏、脾脏和淋巴结等，其他器官也可受累。肥大细胞在骨髓中的增殖刺激成纤维细胞的活性和肉芽肿性反应，从而引起骨小梁破坏和骨折，多见于脊柱。已有研究表明，全身性肥大细胞增多症的骨髓浸润呈均匀性分布或不均匀性散在分布[3]（图 5.10）。

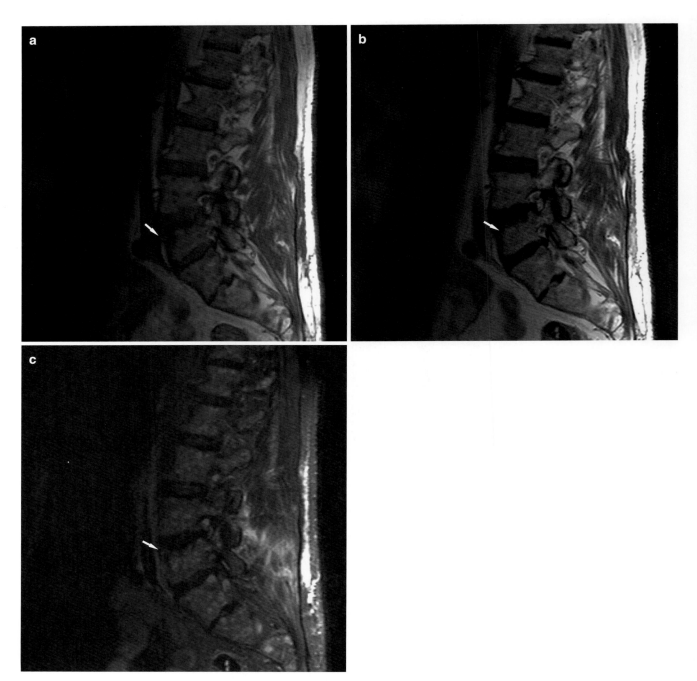

图 5.10　63 岁女性，背部疼痛。腰椎矢状面 T1 加权图像（a）、T2 加权图像（b）和 STIR 序列图像（c）显示骨髓内散在多发的圆形病灶，腰 4 椎体轻度压缩变扁（箭头）。活检病理显示肥大细胞弥漫性浸润，符合全身性肥大细胞增多症

第五节　佩吉特病

佩吉特病（Paget 病）是一种局限性骨重建异常的疾病，开始是明显的骨吸收，继而新骨形成增加。病因目前虽还不清楚，但有遗传和环境因素的影响。最初的破骨细胞活性过度和继而出现的成骨细胞活性增加，引起骨结构的异常。患骨体积增大，血管增多，但其力学强度低于正常骨。相对于X线或CT明显的异常表现，患骨的MRI表现往往轻微。佩吉特病各期阶段的患骨骨髓保持脂肪髓信

号。佩吉特病骨吸收期的 MRI 表现为骨皮质无增厚和骨小梁无增粗，明显的脂肪髓信号酷似骨内脂肪瘤（图 5.11）。在骨吸收—成骨混合期和成骨期，MRI 上除可见脂肪髓信号外，骨皮质增厚，骨小梁增粗（图 5.12 和图 5.13）。患骨内的纤维血管组织易误以为是其他骨病变（图 5.13 和图 5.14）。当下肢长骨受累时，弓状弯曲畸形并不少见。佩吉特病累及脊柱时，可借助其他椎体来比较观察患病椎体的体积增大，其他部位患骨体积的增大常在 MRI 上难以观察（图 5.15）。MRI 也可用于佩吉特病各种并发症的诊断，包括骨折和肉瘤样恶变。

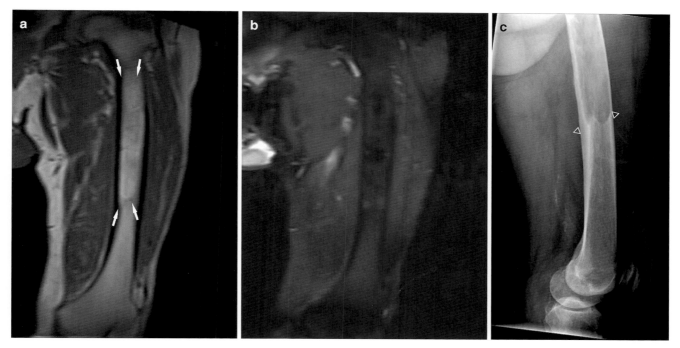

图 5.11　81 岁男性，左髋疼痛。左股骨冠状面 T1 加权图像（a）和 STIR 序列图像（b）显示股骨干骨皮质轻度膨胀变薄，骨髓内局限性脂肪信号区的分界清楚（箭头）。股骨侧位 X 线片（c）显示骨质破坏区，呈草叶征（三角形）

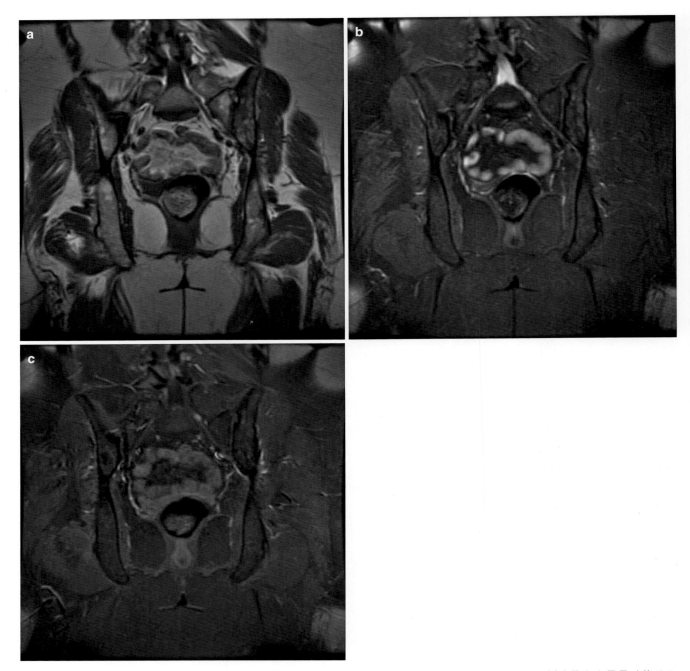

图 5.12 50 岁女性，腰背疼痛。骨盆冠状面 T1 加权图像（a）和脂肪抑制 T2 加权图像（b）显示左侧髂骨和坐骨骨髓信号不对称，骨皮质轻度增厚。冠状面脂肪饱和 T1 加权增强图像（c）显示无明显异常强化。左髂骨活检病理为混合期的佩吉特病

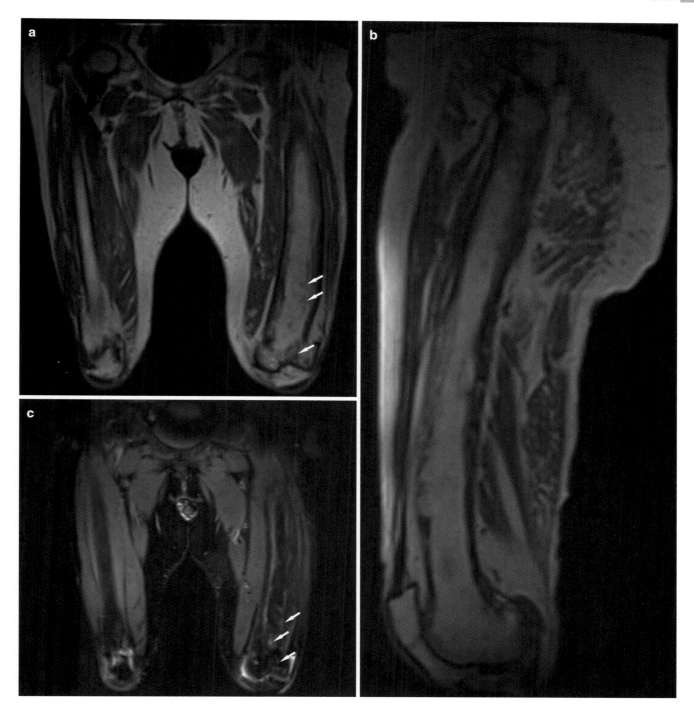

图 5.13　91 岁女性。左侧股骨冠状面 T1 加权图像（a）、矢状面 T1 加权图像（b）和冠状面 STIR 序列图像（c）显示骨皮质弥漫性不规则增厚、膨胀和弓形弯曲。骨皮质下的斑点状 T1 加权图像低信号和 STIR 序列图像高信号影为纤维血管组织（箭头）

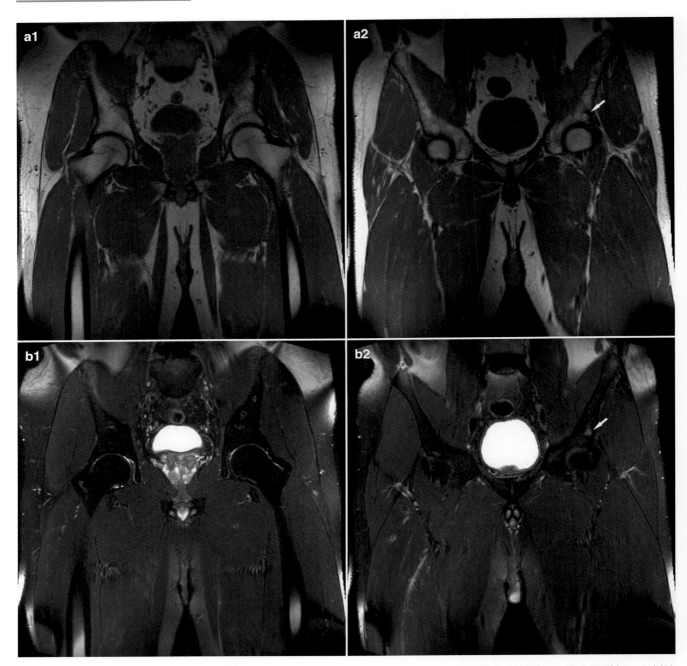

图 5.14　50 岁男性。骨盆冠状面 T1 加权图像（a）和 STIR 序列图像（b）显示左侧髂骨骨皮质增厚，骨小梁增粗。左侧髂骨和坐骨邻近髋臼区多个局灶性的 T1 加权图像低信号、STIR 序列图像高信号影（箭头）为纤维血管组织

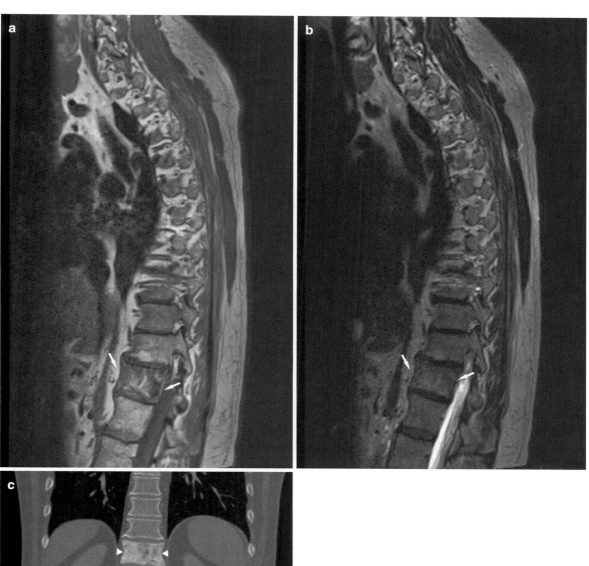

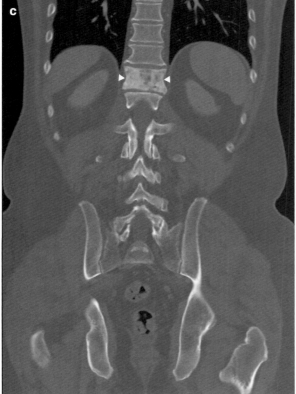

图 5.15　57 岁男性，有前列腺癌病史。胸腰椎矢状面 T1 加权图像（a）和 T2 加权图像（b）显示胸 11 椎体体积增大，骨小梁增粗，脂肪髓信号残留（箭头）。冠状面 CT 图像（c）显示与其他节段椎体相比，胸 11 椎体骨质增生，体积增大（三角形）

第六节　骨髓浆液性萎缩

骨髓浆液性萎缩或胶质变性是一种罕见的发生于缺乏碳水化合物和热量情况下骨髓取代的过程，骨髓中脂肪组织被液样凝胶取代而逐渐减少，这不是纤维化过程，而是可逆性的变化[6]。最常见的原因是神经性厌食症，其他原因还包括饥饿、HIV 感染、恶性肿瘤、系统性红斑狼疮以及化疗后骨髓再生障碍性贫血[7]。该病 MRI 表现为骨髓 T1 加权图像信号低于骨骼肌信号，T2 加权和 STIR 序列图像呈明显高信号（图 5.16），皮下脂肪近乎完全缺失。对于病情不太严重的患者，骨髓中仍可见残留的斑片状脂肪髓信号（图 5.17）。

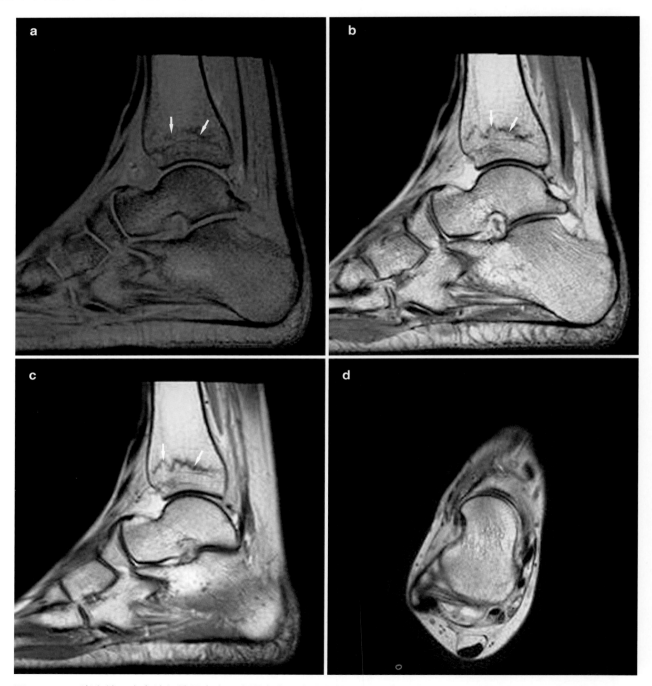

图 5.16　17 岁女性，患有神经性厌食症，右踝疼痛。右踝矢状面 T1 加权图像（a）显示骨髓和皮下的脂肪信号完全缺失。脂肪抑制 T2 加权图像（b）、矢状面 STIR 序列图像（c）和横轴面脂肪抑制 T2 加权图像（d）显示弥漫性液体样高信号，MRI 所见符合典型的浆液性骨髓萎缩表现。另见胫骨远端不完全性骨折（箭头）（承蒙 Hilary Umans，MD 供图）

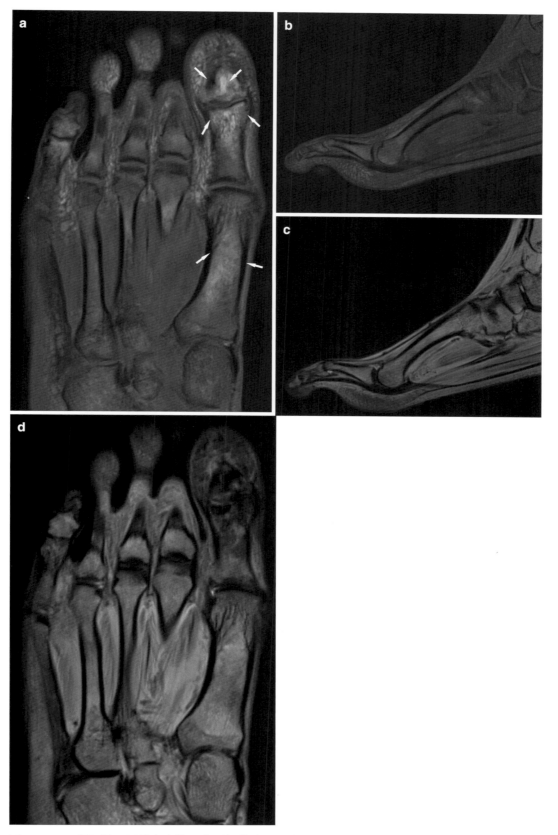

图 5.17　42 岁男性，近期炎症性肠病引起体重明显减轻和严重营养不良。右足横轴面 T1 加权图像 （a）和矢状面 T1 加权图像（b）显示右足骨髓脂肪信号几乎完全缺失，第 1 趾残余少量脂肪髓（箭头）。矢状面（c）和横轴面（d）STIR 序列图像显示骨髓和软组织弥漫性水肿，呈液体样高信号。MRI 所见提示活动性的骨髓浆液性萎缩

第七节　戈谢病

戈谢病（Gaucher 病）是最常见的溶酶体贮积疾病。葡糖脑苷脂酶的不足引起网状内皮细胞系统巨噬细胞溶酶体中的葡糖苷脂降解下降，从而导致葡糖苷脂的累积[8]。这些含有糖脂的增大的巨噬细胞被称为戈谢细胞，在骨髓、脾脏和肝脏中最多见。戈谢病骨髓受累会引起非常严重的并发症。戈谢病骨病变的发生机制包括骨形成和骨吸收的异常，以及继发于骨髓浸润时的骨内压增高所致的血管闭塞[9]。血管闭塞可引起股骨头坏死，出现相应典型的影像表现（图 5.18 和图 5.19）。戈谢病细胞取代骨髓常引起骨髓腔扩大，骨皮质变薄且骨内面呈扇贝样外观。在股骨远段的骨髓腔膨大，被称为 Erlenmeyer 烧瓶样畸形（图 5.20）。MRI 已被证明是戈谢病最有效的检查方法，可显示戈谢病骨髓受累部位，并可对戈谢病骨髓受累程度进行定量，另外还可随访监测治疗期间的骨髓变化[9]。戈谢病骨髓浸润的表现类似于造血性骨髓，具有相似的分布和信号特征。

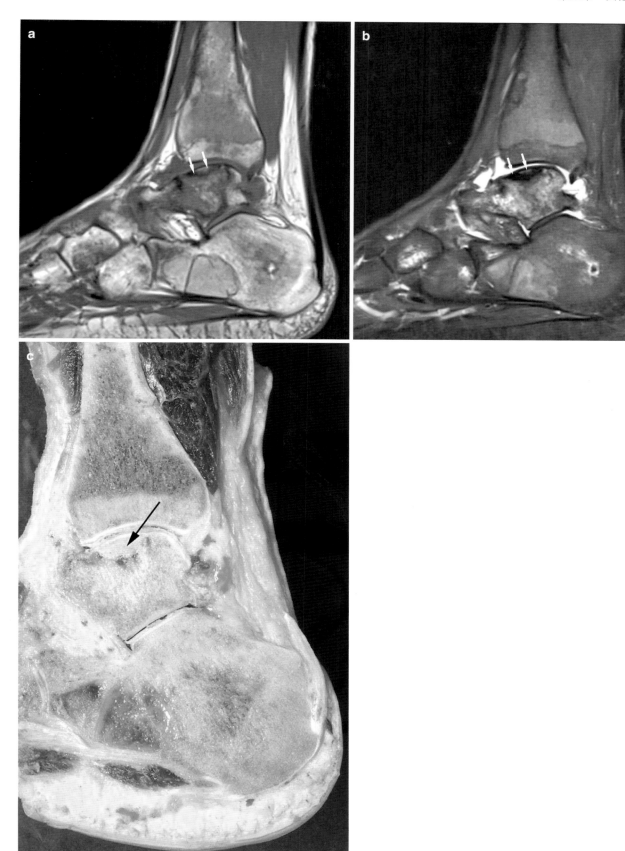

图 5.18　21 岁女性，戈谢病患者。右踝矢状面 T1 加权图像（a）和 STIR 序列图像（b）显示多处骨坏死灶和距骨软骨下塌陷（短箭头）。膝下截肢术后标本（c）显示距骨穹隆的骨坏死（长箭头）。请注意观察 MRI 和手术标本中胫骨远段骨髓的异常表现

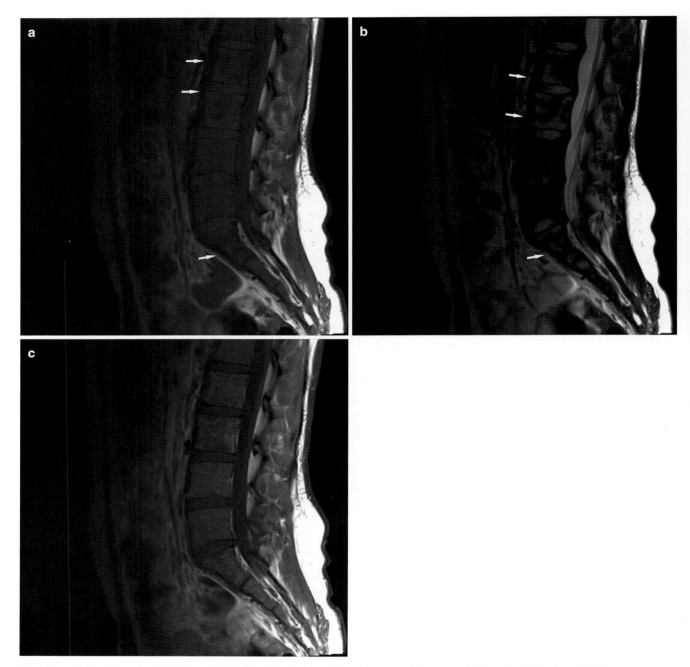

图 5.19　19 岁女性，戈谢病患者。腰椎矢状面 T1 加权图像（a）和 T2 加权图像（b）显示脊椎弥漫性骨髓浸润。腰 2、腰 3 椎体和骶椎节段内蛇形的异常信号区，提示骨坏死（箭头）。矢状面 T1 加权增强图像（c）显示坏死灶周围的边缘强化

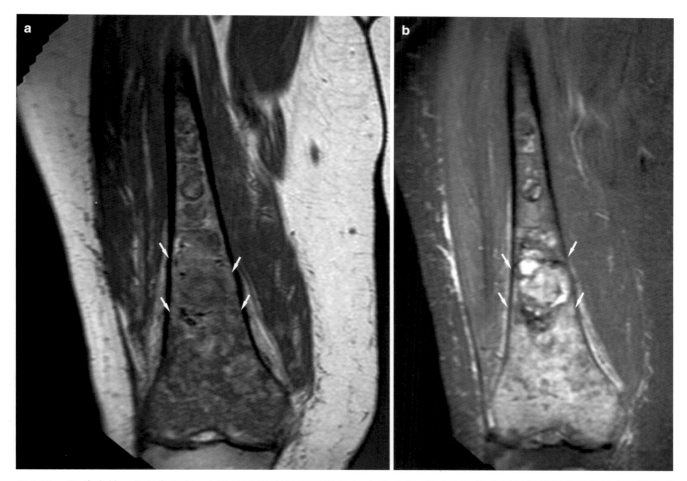

图 5.20 69 岁女性，戈谢病患者。右股骨冠状面 T1 加权图像（a）和 STIR 序列图像（b）显示股骨远段轻度扩大，骨皮质变薄（箭头）。广泛性骨髓信号异常，符合戈谢病和伴随的骨坏死

第八节　石骨症

石骨症是一组破骨细胞功能缺陷所致的非常罕见的骨疾病。常染色体显性遗传患者病情相对轻，最常发生于成人。常染色体隐性遗传患者通常较为严重，在儿童时期可因感染或骨髓衰竭而死亡。骨皮质增厚引起容纳骨髓的骨髓腔空间减小（图5.21）。石骨症因骨髓腔变小而在 MRI 上表现为不同分布形式的造血性骨髓。

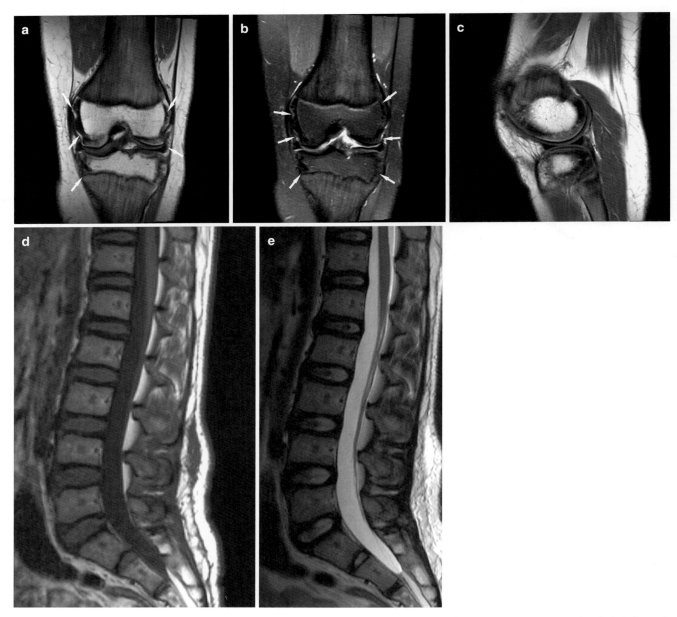

图 5.21　31 岁女性，石骨症患者。左膝冠状面 T1 加权图像（a）、脂肪抑制 T2 加权图像（b）和矢状面质子密度加权图像（c）显示左膝骨皮质增厚，尤以骨骺骨皮质增厚显著（箭头）。腰椎矢状面 T1 加权图像（d）和 T2 加权图像（e）显示椎体终板增厚，呈低信号

第九节 结节病

结节病是一种全身性炎性疾病，非干酪性肉芽肿浸润多个器官系统，包括骨髓。多数结节病患者有潜在的胸部疾病，有时常规关节或脊柱 MRI 检查可发现孤立的骨髓病变（图 5.22）。结节病浸润骨髓时常表现为多发性病变，在多数情况下病变内含有肉眼可见的脂肪信号（图 5.23），此征象有助于区别转移性病变。

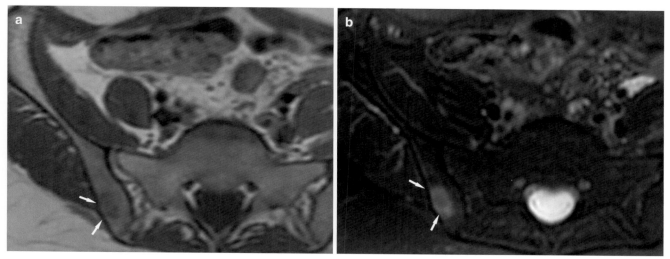

图 5.22 37 岁女性，腰背疼痛，无恶性肿瘤或系统性疾病。骨盆横轴面 T1 加权图像（a）和 STIR 序列图像（b）显示多处骨髓浸润性病变。最大的病变位于右髂后上棘（箭头），影像学引导下活检病理组织学所见符合结节病肉芽肿表现

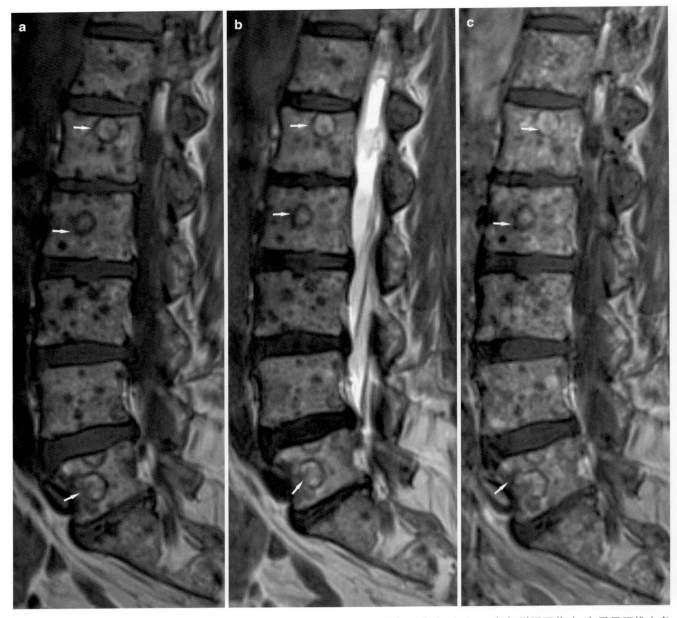

图 5.23　48 岁男性，结节病患者。腰椎矢状面 T1 加权图像（a）、T2 加权图像（b）和 T1 加权增强图像（c）显示腰椎内多发病灶，较大病灶内的脂肪信号（箭头）为良性征象

第十节 感染

　　骨髓炎是骨和骨髓的感染。葡萄球菌是成人和小儿骨髓炎中最常见的致病菌。沙门氏菌等少见细菌感染可见于镰状细胞病患者。真菌感染罕见，多见于免疫缺陷的患者。MRI 能够显示疑似骨髓炎患者中的早期骨髓异常（图 5.24），也可显示骨髓、骨膜下或周围软组织的脓肿（图 5.25）。与骨骼肌信号相比，在 T1 加权图像上骨髓炎表现为低信号。在 T2 加权和 STIR 序列图像上骨髓炎表现为高信号，周围伴有明显的骨髓水肿和软组织水肿。半影征（penumbra sign）[10] 是亚急性骨髓炎的 MRI 特征性表现，在 T1 加权图像上高信号外周边缘围绕中央脓肿腔，伴有反应骨形成和水肿（图 5.25）。MRI 增强检查最有助于显示可能存在的窦道和软组织异常改变。儿童骨髓炎常见于四肢长骨，如股骨、胫骨和肱骨。长骨干骺端是儿童骨髓炎的典型好发部位，偶尔通过骺板累及骨骺。正常造血性骨髓与骨髓炎的鉴别诊断有时极为困难，因为正常造血性骨髓往往存在于儿童干骺端，酷似骨髓炎表现。然而，正常造血性骨髓的 T1 加权图像信号高于骨骼肌信号，而且无周围骨髓或软组织的水肿。中轴骨骨髓炎较常见于成人，可能因血源性播散引起。脊柱骨髓炎往往是由于椎间盘炎进展波及所致。脊柱多节段感染尤其相邻软组织脓肿出现时，在鉴别诊断中应将结核感染考虑在内。

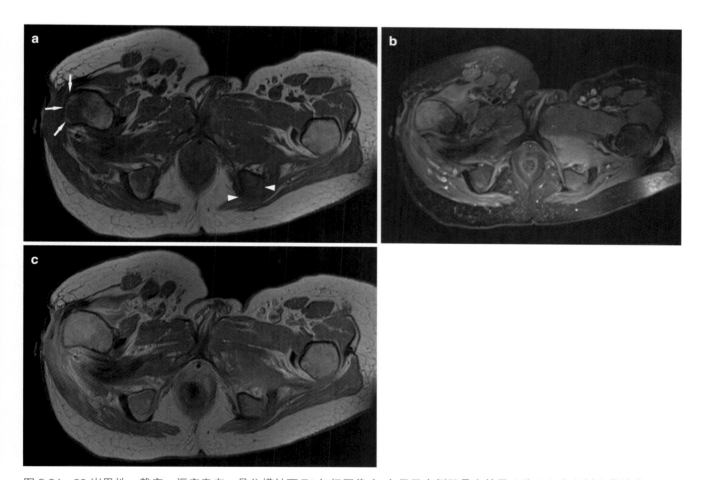

图 5.24　39 岁男性，截瘫、褥疮患者。骨盆横轴面 T1 加权图像（a）显示右侧股骨大转子（箭头）和左侧坐骨结节（三角形）的骨髓浸润。脂肪抑制 T2 加权图像显示邻近软组织和骨髓的水肿。T1 加权增强图像（c）显示骨髓和软组织均有强化

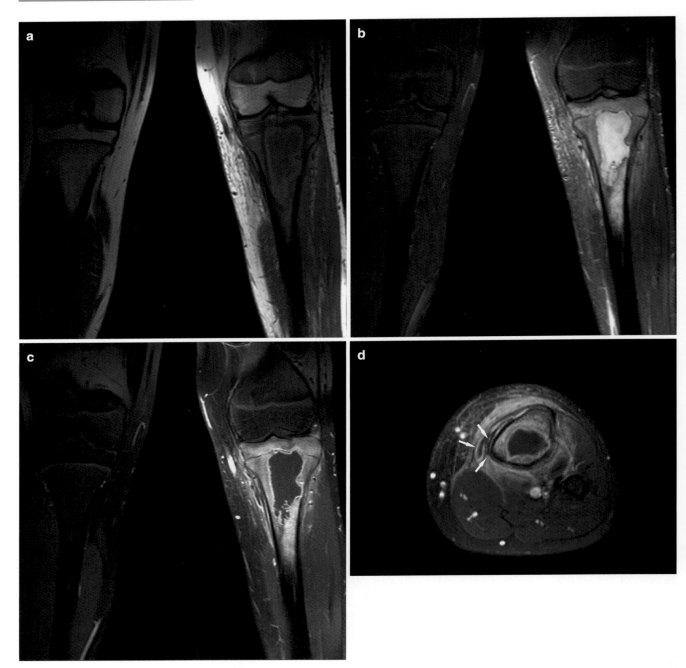

图 5.25　18 岁男性，左下肢疼痛和肿胀。冠状面 T1 加权图像（a）和脂肪抑制 T2 加权图像（b）显示胫骨近端较大的骨内脓肿，周围骨髓水肿以及骺板局限性轻度破坏。冠状面（c）和横轴面（d）脂肪饱和 T1 加权增强图像清楚显示骨内脓肿的范围和骨外软组织受累的情况（箭头）。T1 加权图像骨内脓肿周围绕有高信号边缘，此为"半影征"

第十一节 慢性复发性多灶性骨髓炎

慢性复发性多灶性骨髓炎（CRMO）是一种发生于儿童和年轻人骨骼的无菌性炎症。病因目前还不清楚，有些研究结果表明可能有遗传因素的参与[11]。患者通常因无菌性骨炎出现一处或多处的骨骼疼痛。CRMO 最常累及长骨干骺端和锁骨内侧段，其他常见的部位包括椎体、骨盆、肋骨和下颌骨。CRMO 常双侧多发。MRI 表现类似于骨髓炎（图 5.26），但无软组织脓肿或窦道。CRMO 目前还没有明确的诊断标准，仍然是排除性诊断。当临床怀疑 CRMO 时，全身 MRI 检查或核素骨扫描则有助于发现轻微的病变。当患者出现特征性影像表现和病变分布时，应考虑到 CRMO 的可能诊断（图 5.27）。一般认为 CRMO 是自限性疾病，但其病程较长，因可能出现明显的并发症而需要临床治疗。

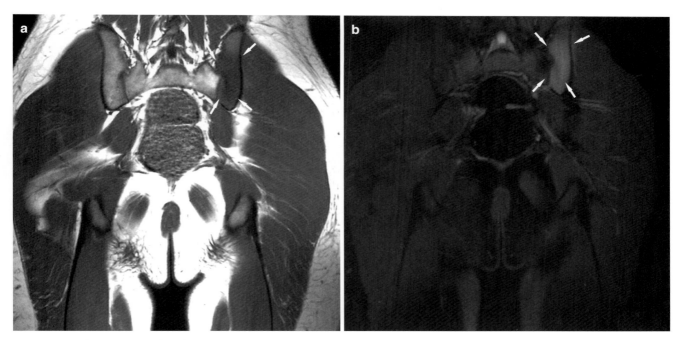

图 5.26 18 岁男性，左髋外侧疼痛 2 个月。骨盆冠状面 T1 加权图像（a）和脂肪抑制 T2 加权图像（b）显示左侧髂骨邻近骶髂关节处骨髓浸润（箭头）。CT 引导下穿刺活检病理证实为无菌性骨髓炎

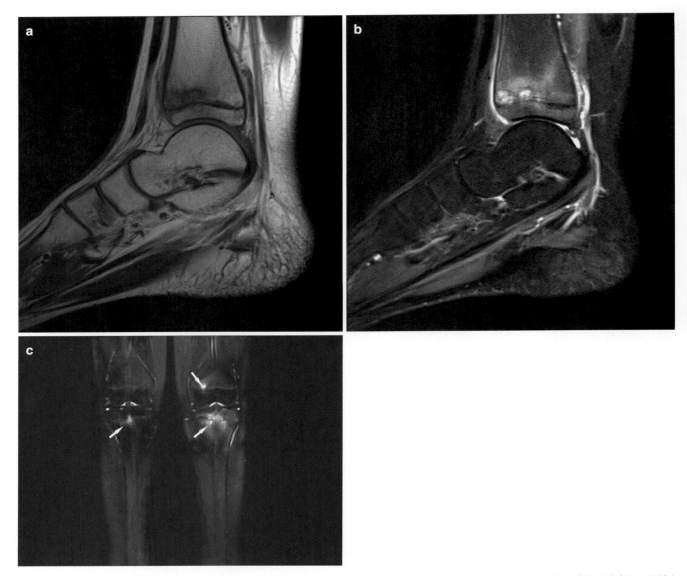

图 5.27　13 岁女孩，左脚踝疼痛。矢状面 T1 加权图像（a）和脂肪抑制 T2 加权图像（b）显示左胫骨远侧干骺端邻近骺板的分叶状骨髓浸润区，周围骨髓水肿。双膝冠状面 STIR 序列图像（c）显示双侧胫骨近端和左股骨远端多处具有类似表现的病灶（箭头）

第十二节 骨坏死

骨坏死，又称缺血性坏死、骨梗死或缺血性骨坏死，是发生在骨骼血液供应中断时的一种病态。骨坏死见于长期使用皮质类固醇、酗酒或引起血供障碍的外伤患者。其他不常见的病因包括戈谢病、镰状细胞病、胰腺炎、HIV 感染、放疗、自身免疫疾病和减压病。MRI 是诊断骨坏死最敏感的成像方法，可在 X 线表现异常之前得以诊断。蛇形低信号线围绕的中央脂肪信号区是最典型的 MRI 表现[12]（图 5.28）。T2 加权像上的双线征表现为骨坏死区周围并行的低信号线和高信号线（图 5.29）。早期骨坏死周围可伴有骨髓水肿。近期研究表明，亚急性或慢性骨坏死周围骨髓水肿通常见于软骨下关节面塌陷时，伴有明显的疼痛（图 5.30）。关节面塌陷、碎裂而继发关节退行性变，此时被认为是骨坏死的最后阶段。骨坏死基础上发生的肉瘤是一种罕见的现象，这些肉瘤是一种侵袭性很强的高度恶性肿瘤（图 5.31）。

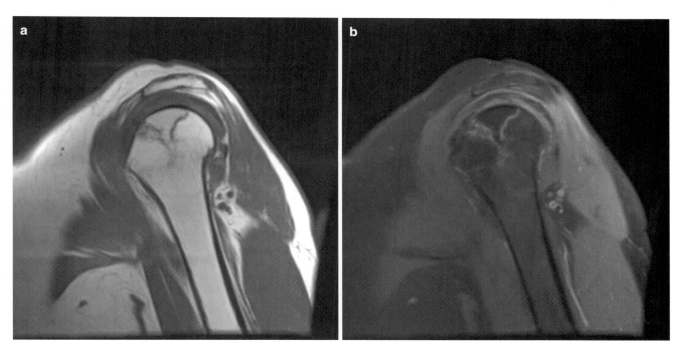

图 5.28　52 岁女性，右肩疼痛。右肩矢状面 T1 加权图像（a）、脂肪抑制质子密度加权图像（b）显示肱骨头蛇形异常信号线围绕中央脂肪信号区，对应为骨坏死区

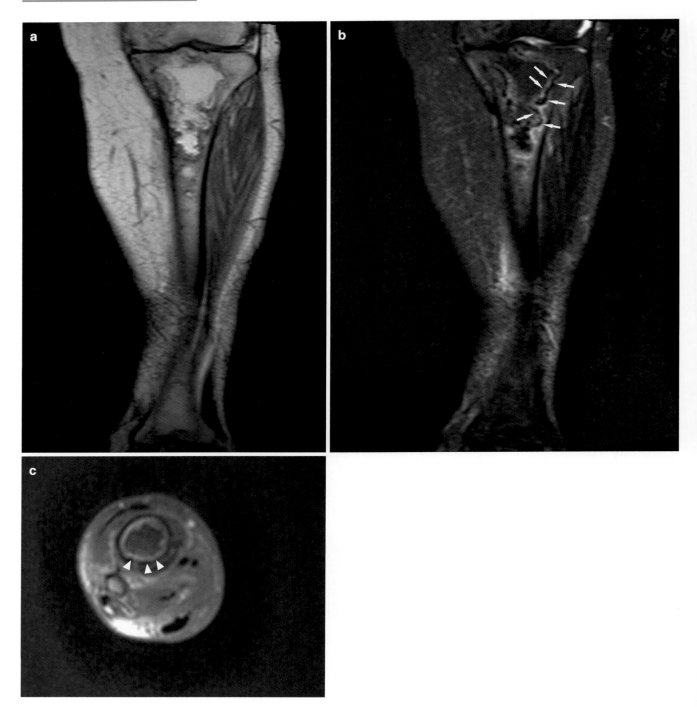

图 5.29　67 岁女性，左小腿疼痛。左胫骨冠状面 T1 加权图像（a）、脂肪抑制 T2 加权图像（b）显示大块骨坏死。脂肪抑制
T2 加权图像显示"双线征"（箭头）。横轴面脂肪抑制 T1 加权增强图像（c）显示骨坏死周围有强化（三角形）

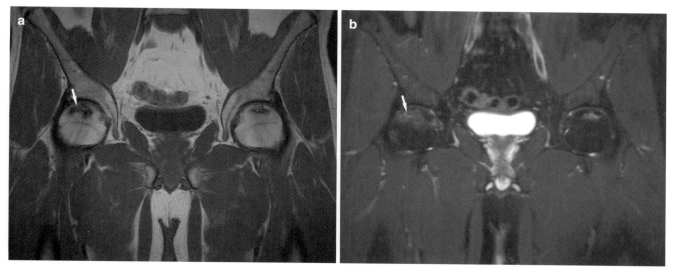

图 5.30 31 岁男性，右髋疼痛近期加重。骨盆冠状面 T1 加权图像（a）和 STIR 序列图像（b）显示双侧股骨头坏死。右侧股骨头坏死周围骨髓水肿，软骨下轻度塌陷（箭头）

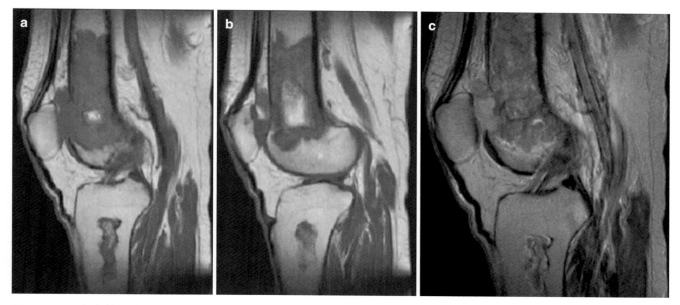

图 5.31 80 岁女性，发生于股骨远段骨坏死的高级别肉瘤患者。矢状面 T1 加权图像（a，b）和 T2 加权图像（c）显示股骨远段骨坏死伴发高级别肉瘤，胫骨近端骨坏死无并发症（图片来自于期刊 Imaging findings journal and year–Skeletal Radiology, prevalence and outcome of de novo and secondary malignant fibrous histiocytoma of bone. Koplas MC, Lefkowitz RA, Bauer TW, Joyce MJ, Ilaslan H, Landa J, Sundaram M, 并获得 Springer 编辑同意）

第十三节　风湿病

关节炎通常累及滑膜，继而因滑膜侵蚀和附着点炎累及骨骼。血清阴性脊柱关节病可因附着点炎而出现明显的骨髓水肿（图 5.32）。Romanus 病变（图 5.33）是炎性脊柱关节病的早期表现，强直性脊柱炎和炎症性肠病关节炎，表现为椎体终板前缘和后缘的骨髓水肿以及随后出现的骨侵蚀[13]。对于关节和椎间隙周围骨髓广泛性水肿的患者，其临床病史和骨髓水肿的部位有助于脊柱关节病的诊断。

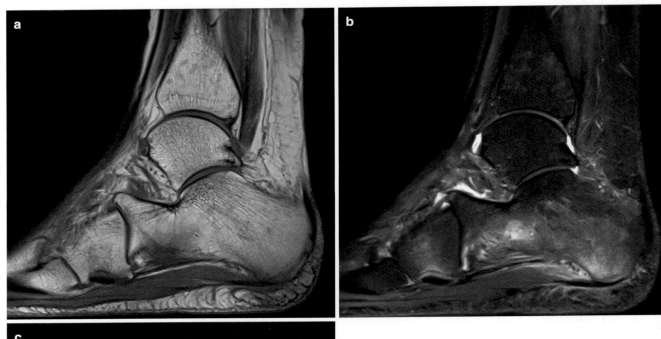

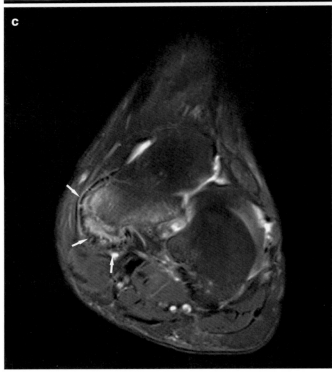

图 5.32　36 岁女性，血清阴性脊柱关节病患者。矢状面 T1 加权图像（a）和 T2 加权图像（b）显示跟骨和骰骨的骨髓水肿，尤以足底筋膜附着处的跟骨水肿明显，符合附着点炎。冠状面 T2 加权图像（c）显示胫骨后肌腱附着处明显的骨髓水肿（箭头）

译者注

图 5.32b 和图 5.32c 均应为脂肪抑制 T2 加权图像。

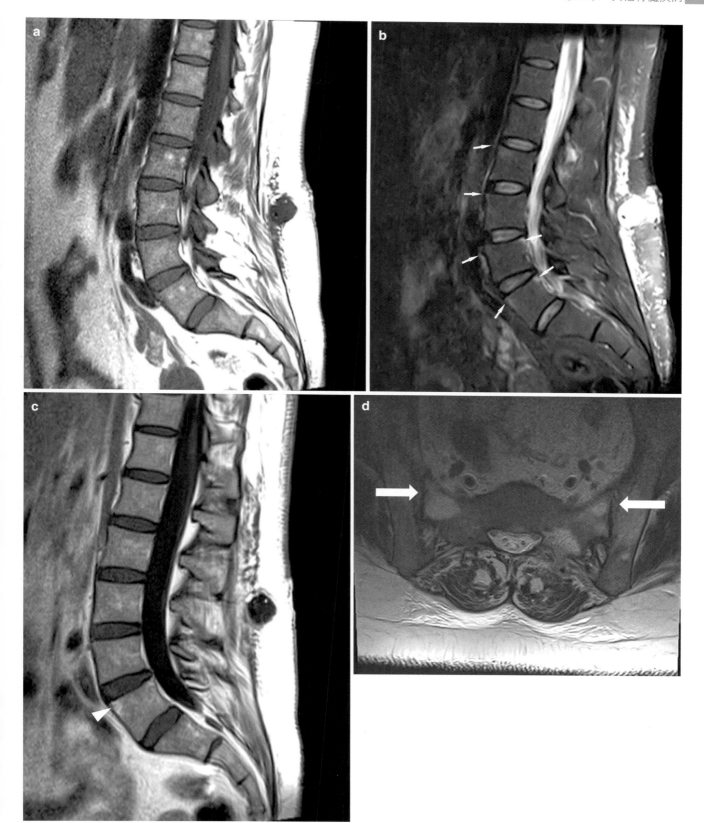

图 5.33　42 岁男性，近期诊断强直性脊柱炎患者。腰椎矢状面 T1 加权图像（a）和 STIR 序列图像（b）显示多个椎体终板前后缘的骨髓水肿（箭头），符合 Romanus 病变。矢状面 T1 加权增强图像（c）显示终板病灶轻度强化，尤以腰 5 椎体终板病灶强化明显（三角形）。横轴面 T2 加权图像（d）显示骶髂关节周围的骨侵蚀（箭头）和骨髓水肿

第十四节　一过性骨髓水肿综合征

一过性骨髓水肿综合征（TBMS）是一种少见的以关节疼痛自发性消退为特征的临床综合征，进展期可出现骨质疏松症的 X 线表现。TBMS 最常见于股骨头，其他部位较少见[14]。TBMS 最初在孕妇中描述，但 TBMS 好发于中年男性[14-15]。MRI 的诊断基于关节面下骨髓水肿，表现为 T1 加权图像呈低信号，T2 加权或 STIR 序列图像呈高信号（图 5.34），并排除其他疾病引起的骨髓水肿[15]。骨性关节炎常出现关节面下骨髓水肿，伴有关节软骨的缺损和软骨下囊变。引起股骨头骨髓水肿的其他病变还包括股骨头坏死和软骨下不全性骨折，可分别在关节面下发现蛇形异常信号线和骨折线，伴或不伴有关节面的变形。一般来说，股骨头暂时性骨质疏松要在患者的临床症状和影像学异常表现完全消失时才得以诊断。暂时性骨质疏松不在同一块骨再发，而新出现于另一块骨的现象，称为迁移性短暂性骨质疏松（图 5.35）。

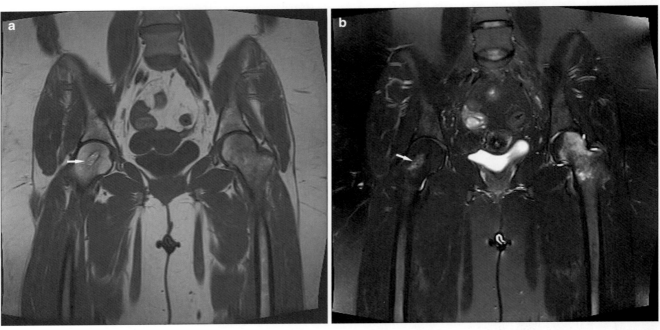

图 5.34　34 岁女性，左髋疼痛。骨盆冠状面 T1 加权图像（a）和 STIR 序列图像（b）显示左侧股骨头颈明显的骨髓水肿，未见骨折线或软骨下塌陷，符合一过性骨髓水肿综合征表现。6 个月前怀疑右侧股骨头早期缺血性坏死，行股骨头颈髓芯减压术后引起的磁敏感伪影（箭头），目前看来可能是右侧股骨头迁移性一过性骨髓水肿综合征

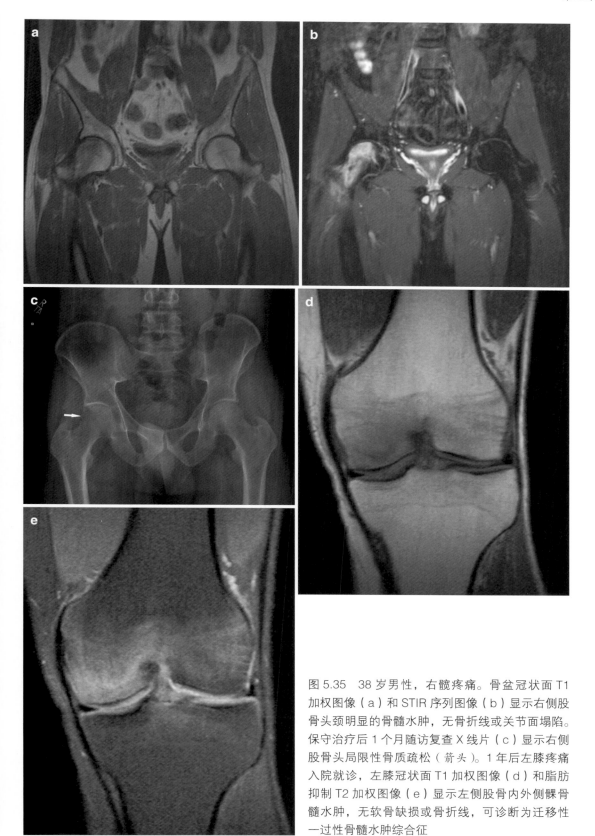

图 5.35 38 岁男性，右髋疼痛。骨盆冠状面 T1 加权图像（a）和 STIR 序列图像（b）显示右侧股骨头颈明显的骨髓水肿，无骨折线或关节面塌陷。保守治疗后 1 个月随访复查 X 线片（c）显示右侧股骨头局限性骨质疏松（箭头）。1 年后左膝疼痛入院就诊，左膝冠状面 T1 加权图像（d）和脂肪抑制 T2 加权图像（e）显示左侧股骨内外侧髁骨髓水肿，无软骨缺损或骨折线，可诊断为迁移性一过性骨髓水肿综合征

（Hakan Ilaslan, Murali Sundaram 著；尹军强 译）

↗ **参考文献**

[1] ESCHBACH JW, ADAMSON JW. Anemia of end-stage renal disease（ESRD）[J]. Kidney Int, 1985, 28: 1–5.

[2] GOO HW, YANG DH, RA YS, et al. Whole-body MRI of Langerhans cell histiocytosis: comparison with radiography and bone scintigraphy [J]. Pediatr Radiol, 2006, 36（10）: 1019–1031.

[3] STULL MA, KRANSDORF MJ, DEVANEY KO. Langerhans cell histiocytosis of bone [J]. Radiographics, 1992, 12（4）: 801–823.

[4] SONNEVELD P, VAN LOM K, KAPPERS-KLUNNE M, et al. Clinicopathological diagnosis and treatment of malignant histiocytosis [J]. Br J Haematol, 1990, 75（4）: 511–516.

[5] ROCA M, MOTA J, GIRALDO P, et al. Systemic mastocytosis: MRI of bone marrow involvement [J]. Eur Radiol, 1999, 9（6）: 1094–1097.

[6] STEINBERG SE, NASRAWAY S, PETERSON L. Reversal of severe serous atrophy of bone marrow in anorexia nervosa [J]. JPEN J Parenter Enteral Nutr, 1987, 11（4）: 422–423.

[7] VANDE BERG BC, MALGHEM J, DEVUYST O, et al. Anorexia nervosa: correlation between MR appearance of bone marrow and severity of disease [J]. Radiology, 1994, 193（3）: 859–864.

[8] MAAS M, VAN KUIJK C, STOKER J, et al. Quantification of bone involvement in Gaucher disease: MR imaging bone marrow burden score as an alternative to Dixon quantitative chemical shift MR imaging—initial experience [J]. Radiology, 2003, 229（2）: 554–561.

[9] WENSTRUP RJ, ROCA-ESPIAU M, WEINREB NJ, et al. Skeletal aspects of Gaucher disease: a review [J]. Br J Radiol, 2002, 75 Suppl 1: A2–12.

[10] DAVIES AM, GRIMER R. The penumbra sign in subacute osteomyelitis [J]. Eur Radiol, 2005, 15（6）: 1268–1270.

[11] KHANNA G, SATO TS, FERGUSON P. Imaging of chronic recurrent multifocal osteomyelitis [J]. Radiographics, 2009, 29（4）: 1159–1177.

[12] GLICKSTEIN MF, BURK DL, SCHIEBLER ML, et al. Avascular necrosis versus other diseases of the hip: sensitivity of MR imaging [J]. Radiology, 1988, 169（1）: 213–215.

[13] HERMANN KG, ALTHOFF CE, SCHNEIDER U, et al. Spinal changes in patients with spondyloarthritis: comparison of MR imaging and radiographic appearances [J]. Radiographics, 2005, 25（3）: 559–569.

[14] HAYES CW, CONWAY WF, DANIEL WW. MR imaging of bone marrow edema pattern: transient osteoporosis, transient bone marrow edema syndrome, or osteonecrosis [J]. Radiographics, 1993, 13（5）: 1001–1011.

[15] VANDE BERG BC, LECOUVET FE, KOUTAISSOFF S, et al. Bone marrow edema of the femoral head and transient osteoporosis of the hip [J]. Eur J Radiol, 2008, 67（1）: 68–77.

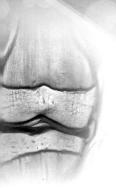

索引
Index